Der Test-Knacker bei Führerscheinverlust

069 / 6705586

Theodor Rieh

Der Test-Knacker bei Führerscheinverlust

Rechtslage · Ablauf des Verfahrens
Vorbereitung auf die medizinisch-psychologische Untersuchung

FALKEN

Im FALKEN Verlag sind außerdem erschienen:
Alles, was man über Mietrecht wissen muß (0479)
Alles, was man über Testament und Erbschaft wissen muß (0939)
Alles, was man über Erziehungsgeld, Mutterschutz, Erziehungsurlaub wissen muß (0835)
Alles, was man über Ehe ohne Trauschein wissen muß (1071)
Alles, was man über Versicherungen wissen muß (1189)
Alles, was man über Pflegeversicherung wissen muß (1341)
FALKEN Rechtsberater (4734)

ISBN 3 8068 1262 4

Titelbild: Danilo Lex, Wiesbaden

Redaktion: Media Print Service, Dr. Burkhard Busse, Köln
Satz: Fotosatz Klaußner, Köln
Druck: Konkordia Druck GmbH, Bühl/Baden

817 2635 4453

Inhaltsverzeichnis

Mein Führerschein ist weg

Damals, als Sie Ihren Führerschein gemacht haben - das mag vor kurzem gewesen sein oder vor vielen Jahren - war alles ganz einfach: Die einzige Schwierigkeit, die Sie zu meistern hatten, war der Erwerb der nötigen fahrtechnischen Fertigkeiten. Sie haben ein bißchen Theorie gepaukt, haben in 10, 20 oder mehr Fahrstunden ausreichende Praxis erworben und dann - wahrscheinlich auf Anhieb - die Fahrprüfung bestanden.

Dieser damals so - relativ -leicht erworbene Führerschein ist jetzt weg. Die Polizei hat ihn eingezogen, weil Sie mit Alkohol am Steuer aufgefallen sind; sei es, daß Sie in eine Routinekontrolle gekommen sind, sei es, daß Ihre Schlangenlinien Sie verraten haben oder daß Sie in einen Unfall verwickelt waren. Das Gericht hat gegen Sie eine Sperrfrist verhängt und eine fühlbare Geldstrafe kassiert.

Mit Ihrem Schicksal sind Sie hierzulande in zahlreicher und fast ausschließlich männlicher Gesellschaft: Jahr für Jahr verlieren in der Bundesrepublik Deutschland ca. 200.000 Kraftfahrer für unterschiedlich lange Zeit ihren Führerschein wegen Alkohol am Steuer. Wohlgemerkt: 200.000 Kraftfahrer in den alten Bundesländern. Neuere Zahlen aus der ehemaligen DDR liegen noch nicht vor, alte Zahlen sind - wegen der sehr unterschiedlichen Rechtslage - nicht miteinander vergleichbar. Deutlich weniger als 10% der ertappten Alkoholsünder sind dabei Frauen. Wir können daraus schließen, daß möglicherweise schon das Trinken an sich, auf jeden Fall aber das Betrunken-Fahren ausgesprochene Männersache ist.

Zweifel an der Fahreignung

Als wenn Geldstrafe, Gefängnisstrafe (hoffentlich auf Bewährung) und Führerscheinsperre nicht schon genug wären, setzt Ihre zuständige Führerscheinstelle jetzt noch einen drauf und teilt Ihnen mit, man habe wegen Ihrer Trunkenheitsfahrt(en) Zweifel an Ihrer Fahreignung. Um diese Eignungszweifel auszuräumen, sei es notwendig, daß Sie sich einer »medizinisch-psychologischen Untersuchung (MPU)« bei einer amtlich anerkannten »Begutachtungsstelle für Fahreignung (BfF)« unterziehen müßten. MPU, BfF - bei diesen Begriffen herrscht einiger, für Außenstehende manchmal nur schwer durchschaubarer Wirrwarr. In manchen Bundesländern bevorzugt man z. B. statt des oben genannten Begriffes die Bezeichnung »psychologisch-medizinische Untersuchung (PMU)«, dreht die Reihenfolge also einfach um. MPU (oder PMU) kann aber auch heißen: medizinisch-psychologische (bzw. psychologisch-medizinische) Untersuchungsstelle und meint damit das gleiche wie das oben verwendete Kürzel »BfF«, das für »Begutachtungsstelle für Fahreignung« steht. Oder man sagt gleich MPI und meint »Medizinisch-Psychologisches Institut«.

Was ist eine MPU?

Im Rahmen dieses Ratgebers soll der Wirrwarr in Grenzen bleiben. MPU steht für medizinisch-psychologische Untersuchung, BfF soll heißen: Begutachtungsstelle für Fahreignung. Irgendwelche Abweichungen sind gesondert gekennzeichnet.

Träger solcher Begutachtungsstellen für Fahreignung waren bis vor kurzem - praktisch in einer Monopolstellung - die Technischen Überwachungs-Vereine (TÜVs). In dieser Hinsicht sind die Dinge allerdings in Bewegung gekommen, das Monopol bröckelt, in Teilbereichen ist es bereits gefallen. In den neuen Bundesländern zum Beispiel ist das TÜV-Monopol gar nicht erst eingeführt worden, hier hatte die Konkurrenz (DEKRA) den Fuß ein bißchen schneller in der Tür. In naher Zukunft werden vermutlich auch im alten Bundesgebiet Begutachtungsstellen in freier Trägerschaft zugelassen.

Die Reglung in den neuen Bundesländern

Eignungszweifel also sind bei Ihnen auszuräumen, amtlich formulierte Eignungszweifel:

»Ist zu erwarten, daß Herr X auch zukünftig ein Kraftfahrzeug unter Alkoholeinfluß führen wird und/oder liegen als Folge eines unkontrollierten Alkoholkonsums Beeinträchtigungen vor, die das sichere Führen eines Kraftfahrzeuges in Frage stellen?« So lautet die offizielle Fragestellung gemäß den Eignungsrichtlinien.

Eignungszweifel - der behördliche Arwohn bereitet Ihnen einigen Verdruß. Besonders, wenn Sie nach einigem Herumhorchen erfahren, daß viele Kraftfahrer, die ebenso wie Sie ihren Führerschein wegen Alkohol am Steuer verloren haben, ihn nach Ablauf der Sperrfrist wiederbekommen - einfach so, ohne irgendwelche Untersuchungen.

Um meinen Führerschein muß ich kämpfen

Zum Ärger kommen sehr bald Befürchtungen, sobald Ihnen klar wird, daß eine solche MPU alles andere als eine (kostspielige) Formsache ist: man kann bei einer solchen Untersuchung tatsächlich »durchfallen«.

Und wie: Nur ca. ein Drittel der Untersuchten bekommt ein positives Gutachten und damit den begehrten Führerschein zurück.

Das positive Gutachten

So (oder so ähnlich) haben Sie es vermutlich schon in der Presse gelesen, im Rundfunk gehört oder im Fernsehen vernommen. Diese Information ist korrekt - allerdings um ein entscheidendes Detail verkürzt. Vollständig müßte es nämlich heißen: Nur ca. ein Drittel der Untersuchten bekommt ein positives Gutachten und damit ohne weitere Auflagen den begehrten Führerschein.

Hinter dieser Wortklauberei steckt ein - gar nicht mal so kleiner - Trost für Sie: »ein Drittel positive Gutachten« bedeutet nämlich nicht »zwei Drittel negative Gutachten«. So einfach ist die MPU-Arithmetik deshalb nicht, weil der TÜV-Gutachter nicht nur zwei, sondern drei Entscheidungsalternativen besitzt:

- Er kann, wie gesagt, ein sogenanntes »positives Gutachten« schreiben, in dem er zu dem Schluß kommt, daß die Eignungsbedenken der Verwaltungsbehörde nunmehr als ausgeräumt gelten können, Sie also Ihren Führerschein wiederbekommen könnten. Dann ist alles für Sie in Ordnung, jedenfalls in dieser Hinsicht und fürs erste.
- Der Gutachter kann sich jedoch auch für ein »negatives Gutachten« entscheiden, in dem es heißt, daß die Eignungsbedenken der Behörde nicht zerstreut werden konnten, daß vielmehr weiterhin zu erwarten sei, daß Sie unter Alkoholeinfluß ein Kraftfahrzeug führen werden. Dann ist guter Rat vielleicht nicht teuer, aber doch kostbar.
- Darüber hinaus kann Ihr Gutachten aber auch in eine »Kurszuweisung« münden, d. h. der Gutachter ist der Meinung, daß momentan, zum Zeitpunkt der Begutachtung, die behördlichen Eignungsbedenken weiter bestehen, diese Eignungsmängel sich jedoch im Rahmen eines Nachschulungskurses für alkoholauffällige Kraftfahrer in aller Regel beheben lassen.

Das ist einerseits schlecht für Sie, denn es bedeutet, daß Sie weitere Zeit verlieren, bis Sie endlich den Führerschein zurückerhalten, außerdem eine Stange Geld ausgeben müssen, denn so ein Kurs ist nicht unbedingt sehr billig.

Das ist andererseits aber auch gut für Sie, denn eine Kurszuweisung bedeutet, daß Sie nach dem Kurs - ohne weitere Überprüfung Ihrer Fahreignung - Ihren Führerschein wiederbekommen. Die Zeit der Ungewißheit ist damit für Sie vorbei.

Die Chancen für Sie sind demnach gar nicht so schlecht, wie man aus manchen Horrormeldungen in den Medien vermuten könnte: Nur ein

Drittel - das ist richtig - bekommt ein positives Gutachten. Und immerhin ein weiteres Drittel erhält den Führerschein nach Abschluß des Nachschulungskurses wieder. Lediglich das letzte Drittel bleibt übrig, diese Menschen sehen Ihren Führerschein nicht wieder.

Die Konsequenzen des negativen Gutachtens

Nie wieder? Nein, so schlimm ist es auch nicht. Daß ein Drittel aller Gutachten negativ ausfällt, heißt nicht, daß auch ein Drittel aller Begutachteten ihren Führerschein nicht wiederbekommen würde. So ein negatives Gutachten ist sicher ärgerlich, aber es ist nicht, dies schon jetzt als Trost gesagt, das Ende aller Wege.

Weitere Untersuchungen stehen Ihnen frei (wir kommen im letzten Kapitel noch einmal ausführlich darauf zu sprechen), und es ist ebenfalls eine statistische Tatsache, daß die Wahrscheinlichkeit, ein halbwegs günstiges Gutachten zu bekommen, deutlich ansteigt mit der Zahl der bereits erfolglos abgelegten Untersuchungen.

Hartnäckigkeit siegt (in vielen Fällen). Eine MPU und noch eine MPU und dann wieder eine, das ist der plumpe, brachiale Weg, der aber leider nicht immer zum Ziel führt. Es leuchtet ein, daß nicht jeder Mensch in beliebigem Umfang Zeit und Geld einsetzen kann, um irgendwann doch seinen Führerschein zurückzubekommen. Jeder Versuch, den Sie vergeblich machen, ist schließlich sehr teuer und kostet Ihr Geld.

Die Folgen des Führerscheinentzugs

Zum einen deswegen, weil jeder Monat, den Ihr Führerschein weiterhin entzogen bleibt, für Sie zusätzliche Einbußen an Lebensqualität oder weitere Kosten mit sich bringt. Zum anderen bezahlen Sie für eine MPU wegen Alkohol am Steuer derzeit ca. DM 500,-. Lassen Sie auch noch die Leberwerte im Rahmen der Untersuchung bestimmen, erhöht sich die Gebühr schon auf DM 550,-. Kommen noch andere Verkehrsverstöße - z. B. Unfallflucht - bei Ihnen hinzu, dann kann sich Ihre Gebühr schnell auf über DM 700,- belaufen.

So gesehen lohnt es sich für Sie auf jeden Fall, wenn Sie die bevorstehende Untersuchung nicht einfach tatenlos - und von sonnigem Optimismus erfüllt - auf sich zukommen lassen, sondern sich gründlich darauf vorbereiten.

Dieser Ratgeber, den Sie soeben erstanden haben oder gerade kritisch prüfen, will Ihnen helfen, Ihren Führerschein so schnell und kostengünstig wie möglich wiederzuerlangen.

Die Empfehlungen stammen dabei nicht aus zweiter Hand, sondern sind in der Alltagspraxis gewachsen. Wer mehrere Jahre als Psychologe beim TÜV solche Gutachten geschrieben hat, kennt das Verfahren und seine Tücken sehr genau - und zwar von der anderen, der - im wahrsten Sinne des Wortes - entscheidenden Seite des Schreibtischs aus. Von diesen Erfahrungen sollen Sie profitieren.

Wir gehen jetzt systematisch vor

- Wir werden gemeinsam die Bedeutung jener Begriffe ergründen, mit denen Sie es bisher zu tun hatten bzw. noch zu tun bekommen werden.
- Wir schauen uns an, auf welcher Rechtsgrundlage das Wiedererteilungsverfahren beruht, in dem die MPU nur ein, wenn auch entscheidender Baustein ist.
- Wir wollen klären, wozu Sie als »zu Begutachtender« verpflichtet sind und welche Rechte Sie haben.
- Wir werden uns ausführlich mit dem Ablauf einer solchen Untersuchung beschäftigen und schließlich die Kriterien für ein positives Gutachten herausarbeiten. Viele - auf den ersten Blick einleuchtende Verteidigungsstrategien werden sich dabei als falsch erweisen. Bessere, vorteilhaftere Argumentationslinien werden vorgestellt.

Meinen neuen Führerschein will ich behalten

Welche Ratschläge helfen weiter?

Beim Schreiben eines solchen Ratgebers gibt es für den Autor ein vielleicht ansatzweise, niemals aber zufriedenstellend lösbares Problem: Jeder Hinweis, jeder Ratschlag, der Ihnen helfen soll, bei Ihnen noch vorhandene Eignungsmängel aufzuarbeiten und tatsächlich zu beseitigen, hat auch unliebsame Nebenwirkungen. Unvermeidlicherweise versetzt ein solcher Ratgeber einen hinreichend gewandten Menschen in die Lage, sich durch die Untersuchung zu mogeln, also durch geschicktes Argumentieren und angepaßtes Wohlverhalten eine Fahreignung vorzutäuschen, die noch gar nicht vorhanden ist.
»Gönnen Sie doch diesem intelligenten Leidensgenossen«, werden Sie vielleicht einwenden, »den kleinen Triumph, die gar zu 'klugen' Psychologen ausgetrickst zu haben.« Vom sportlichen Standpunkt - wer legt wen aufs Kreuz? - muß man Ihnen beipflichten. Aber hinter einem auf diese Weise erschlichenen Führerschein lauert ein größeres Problem als der alte, eher spielerisch-heitere Kampf zwischen Schülern und Lehrern, ob der Pauker wohl merkt, daß die Hausaufgaben nur abgeschrieben sind.

Wer fällt durch eine MPU?

Unter den Führerscheinbewerbern, die bei einer MPU »durchfallen«, sind - das muß man ganz klar und illusionslos sehen - eine Menge Menschen, die auch zum Zeitpunkt der Untersuchung noch erhebliche Probleme mit dem Alkohol haben; Menschen also, die aus der Trunkenheitsfahrt und ihren Folgen (noch) nichts gelernt haben, die wegen ihres unterschwelligen oder bereits offen ausgebrochenen Alkoholproblems ohne radikale Änderung ihres Lebenswandels dazu auch gar nicht in der Lage wären.

Es wird Ihnen, bei allem Sportsgeist, vielleicht doch einleuchten, daß diese Menschen im Interesse der allgemeinen Verkehrssicherheit vom motorisierten Straßenverkehr ferngehalten werden sollten. Jeder Proband, der mit Hilfe dieses Ratgebers nur deshalb durch die MPU kommt, weil er weiß, was der Psychologe (die Psychologin) hören will, weil er die richtigen Sprüche kennt (sonst aber nichts als die Sprüche), ist eine Gefahr - für sich selber und für die anderen Verkehrsteilnehmer. Jene Gründe, die zur ersten Trunkenheitsfahrt geführt haben, bestehen weiter, die Wahrscheinlichkeit neuerlicher Alkoholfahrten ist bei diesen Menschen sehr hoch.

Die Gefahren einer alkoholisierten Fahrt

Ganz abgesehen von den für jeden unmittelbar erkennbaren Gefahren für Leben, Gesundheit und Eigentum, die jede Fahrt unter Alkoholeinfluß - ob mit 0,8 Promille oder 2,8 Promille, ob entdeckt oder nicht - in sich birgt, ist eine erschlichene Führerschein-Wiedererteilung aber noch in anderer Hinsicht für den Kraftfahrer selbst riskant.

Denn: Sie wollen nicht nur jetzt Ihren Führerschein wiederhaben, sondern: Sie denken weiter, Sie wollen diesen so mühsam zurückerkämpften Führerschein auch behalten und zwar für immer.

Auf die Gefahr hin, Sie jetzt ein wenig zu schockieren: Dieses letzte Ziel ist nicht einfach zu erreichen.

Der gute Wille gehört dazu

Ihr guter Wille ist dabei natürlich unverzichtbar, ohne ihn geht gar nichts. Der gute Wille alleine wird auf lange Sicht aber nicht ausreichen. Der vorliegende Ratgeber zeigt Ihnen Wege auf, durch gezielte Einstellungs- und Verhaltensänderung weitere Alkoholfahrten zu vermeiden und damit den Führerschein auch zu behalten.

Die medizinisch-psychologische Untersuchung

Wenn Sie zum vereinbarten Termin die Begutachtungsstelle für Fahreignung betreten, werden Sie vielleicht erstaunt sein, wieviele Menschen dort an einem einzigen Tag, an einem einzigen Unter-

suchungsort auf die Begutachtung ihrer Fahreignung warten. Sie rechnen Ihren Untersuchungsort auf ganz Deutschland, Ihren Untersuchungstag auf das ganze Jahr hoch, und Sie können kaum glauben, zu welchem Ergebnis Sie kommen. Auch dann nicht, wenn Sie noch in Erinnerung haben, daß jedes Jahr ca. 200.000 Menschen der Führerschein wegen Alkohol am Steuer entzogen wird.
Und erst recht nicht, wenn Sie jetzt zusätzlich erfahren, daß von den 200.000 Autofahrern lediglich etwa die Hälfte, so wie Sie, gegen Ende der Sperrfrist zu einer MPU muß.
»So viele Alkoholsünder, das gibt es nicht«, denken Sie, und Sie haben recht. So viele Alkoholsünder gibt es wirklich nicht.

Wer muß zu einer MPU?

Neben dem - so sagt der Fachmann - Untersuchungsanlaß »Alkohol im Straßenverkehr« gibt es eine beachtliche Liste anderer Untersuchungsanlässe.

Untersuchungsanlässe für eine MPU

Immer dann, wenn die Verwaltungsbehörde bei einem Inhaber einer Fahrerlaubnis bzw. dem Bewerber um eine solche, Anlaß hat, an dessen Fahreignung zu zweifeln, kann sie eine medizinisch-psychologische Untersuchung anordnen. Diese Zweifel können sich auf ein bestimmtes Fehlverhalten beziehen, auf körperliche oder seelische Krankheiten oder Behinderungen. Oder aber es bewirbt sich jemand um eine spezielle Fahrerlaubnis, mit der höhere Qualifikationen verbunden sind.
Allerdings muß die Verwaltungsbehörde nicht in jedem Fall eine MPU anordnen, beispielsweise dann nicht, wenn die Behörde von sich aus weiß, daß der Prüfling ungeeignet ist.

> »In den Fällen, in denen die Nichteignung des Betroffenen nach Prüfung der der Verwaltungsbehörde vorliegenden Erkenntnisse bereits offenkundig ist, besteht kein Anlaß, die Beibringung eines Gutachtens anzuordnen.« (Eignungsrichtlinien)

Freuen Sie sich also nicht zu früh, wenn Ihnen eröffnet wird, Sie könnten sich das Geld für eine MPU auch sparen. Fragen Sie erst nach, warum dies der Fall ist.

Welche Untersuchungsanlässe gibt es?

Der bekannteste, der eigentlich »klassische« Untersuchunganlaß, aus dem sich der offenbar unausrottbare Spitz- oder Schimpfname der ganzen Einrichtung ableitet -nämlich »Idioten-Test« - ist der Prüfungsversager. Jener arme, meist nur sehr nervöse Mensch, der die - theoretische oder praktische - Führerscheinprüfung auch nach drei oder mehr Anläufen nicht geschafft hat. Dieser Untersuchunganlaß fällt heutzutage kaum noch ins Gewicht.

Der gewerbliche Grund

Wenn Sie eine Fahrerlaubnis zur (gewerblichen) Fahrgastbeförderung mit Taxi, Bus oder Krankenwagen beantragen, müssen Sie ebenfalls zur MPU; übrigens auch als Inhaber eines Personenbeförderungsscheins, wenn Sie älter als 50 bzw. 55 Jahre alt sind oder wenn spezielle Eignungszweifel (z. B. ungewöhnliche Unfallhäufung bei einem Taxifahrer) aktenkundig werden.

Oder ein junger Mensch, noch nicht ganz 18 Jahre alt, braucht einen vorzeitigen Führerschein - auch er muß zur MPU.

Körperliche Gebrechen

Dazu kommen noch alle kraftfahrrelevanten körperlichen oder geistig-seelischen Gebrechen, von Sehstörungen über körperliche Behinderungen oder Erkrankungen bis hin zu schweren psychischen Erkrankungen, speziell Suchtkrankheiten (Alkohol, Drogen, Medikamente).

Auch wer sehr fleißig beim Kraftfahrtbundesamt in Flensburg Punkte gesammelt hat (mehr als 18 - gültige - Punkte) oder wessen Führungszeugnis einige Verurteilungen wegen allgemeiner strafrechtlicher Delikte aufweist, muß mit einer Untersuchung und - daraus folgend - mit Führerscheinentzug bzw. -versagung rechnen.

Probleme mit den Promillen

Schließlich - last, but not least - die Promillesünder. Diese Gruppe bildet mit weitem Abstand den Schwerpunkt aller medizinisch-psychologischen Untersuchungen.

Prinzipiell ist jede nur denkbare Kombination dieser Untersuchungsanlässe möglich. Die folgenden Ratschläge beschränken sich jedoch ausschließlich auf den Untersuchungsanlaß »Alkohol am Steuer«. Jede Ausweitung über diesen Themenkomplex hinaus würde den Rahmen dieses Buches bei weitem sprengen.

Sie sehen, die Leute, die Ihnen im Wartezimmer beim TÜV begegnen werden, sind bunt gemischt. So vielfältig wie die Anlässe sind auch die Untersuchungsweisen. Sowohl Untersuchung als auch Gutachten gehen auf den jeweiligen Anlaß ein, jeder Anlaß braucht eine andere Methode, hat andere Untersuchungsschwerpunkte.

»Untersuchung und Gutachten ... haben sich auf die Fragen zu beschränken, die im einzelnen Fall zur Aufklärung der mitgeteilten Zweifel der Verwaltungsbehörde an der Eignung des Betroffenen oder zur Feststellung besonderer Eignungsvoraussetzungen beantwortet werden müssen.« (So steht es in den Eignungsrichtlinien.)

Warum muß ausgerechnet ich zu einer MPU?

Wir hatten gehört, daß Alkohol im Straßenverkehr nicht automatisch eine MPU nach sich zieht, daß manche Kraftfahrer nach Ablauf der Sperrfrist ihren Führerschein ohne Untersuchung wiederbekommen. Das provoziert natürlich einige weitere Fragen: Welche Kriterien legen fest, welcher Promillesünder zu einer MPU muß und welcher nicht? Worauf gründen sich eigentlich die Eignungszweifel der Verwaltungsbehörde?

Zu einer MPU müssen folgende Alkoholtäter:

- Wiederholungstäter: Die Verwaltungsbehörde *muß* Sie auf jeden Fall dann zur MPU schicken, wenn Sie bereits mehrfach wegen Alkohol am Steuer aufgefallen sind. Dabei ist es (relativ) egal, wie hoch die damals gemessenen Blutalkoholkonzentrationen waren.
- Hohe Promille: Die Behörde *muß* auch dann handeln, wenn bei Ihrer bislang einzigen, amtlich bekannt gewordenen Trunkenheitsfahrt eine Blutalkoholkonzentration (BAK) von mindestens 2,0 Promille gemessen wurde.

Zwischen 1,6 und 2,0 Promille

Wenn bei der alkoholisierten Fahrt eine Blutalkoholkonzentration zwischen 1,6 Promille und 2,0 Promille gemessen wurde, so *kann* die Verwaltungsbehörde eine Untersuchung von Ihnen verlangen, wenn »Umstände des Einzelfalles den Verdacht auf überdurchschnittliche Alkoholgewöhnung nahelegen« (aus den Eignungsrichtlinien). Solche Umstände können sein: Alkoholfahrt bereits in den Tagesstunden oder eine unauffällige (d. h. ohne Unfall oder gravierende Fahrfehler verlaufene) Fahrt über eine längere Strecke, unauffälliges Verhalten bei der Verkehrskontrolle (d. h., es wurde von der Polizei kein Schwanken, Lallen und keine sonstige gravierende Ausfallserscheinung bei dem Fahrer beobachtet).
Fristverkürzung: Es gibt auch - das mag sich erstaunlich anhören - die

Möglichkeit einer freiwilligen MPU für Alkoholsünder. Dann nämlich, wenn Sie zur Sperrfristverkürzung einen Nachschulungskurs für alkoholauffällige Kraftfahrer besuchen wollen.

Was ist eine »Sperrfristverkürzung«?

Auch wenn für die meisten von Ihnen ein solcher Tip zu spät kommt, soll die Möglichkeit einer Sperrfristverkürzung an dieser Stelle kurz dargestellt werden.

> Im Straßenverkehrsgesetz heißt es in § 69a, Abs. 7:
> »Ergibt sich Grund zu der Annahme, daß der Täter zum Führen von Kraftfahrzeugen nicht mehr ungeeignet ist, so kann das Gericht die Sperre vorzeitig aufheben.«

Ein solcher »Grund zu der Annahme« wäre beispielsweise Ihr freiwilliger Besuch eines Nachschulungskurses. Das heißt für Sie im Alltag: Wenn Sie bislang nicht allzuoft und nicht mit allzuviel Promille im Straßenverkehr aufgefallen sind, dann können Sie bei dem Gericht, das Sie damals verurteilt hat, eine Verkürzung Ihrer Sperrfrist beantragen.

Verkürzung der Sperrfrist

Sie fragen, was unter »nicht allzuoft« und »nicht allzuviel« zu verstehen ist? Wirklich zufriedenstellend kann Ihnen diese Frage niemand beantworten. Allgemeinverbindliche Kriterien für eine Sperrfristverkürzung existieren nicht, die Meßlatten sind unterschiedlich hoch. Es gibt strenge Richter, die fordern, man müsse Ersttäter sein, darüber hinaus unter 2,0 Promille gehabt haben, es gibt mildere, die lassen auch bei Mehrfachtätern bzw. bei über 2,0 Promille über dieses Thema mit sich reden.

Eine weitere Voraussetzung für den Erfolg eines solchen Antrags ist - nicht im Gesetzestext, wohl aber in der Praxis - daß Sie einen triftigen Grund für eine solche Verkürzung haben oder glaubhaft vorschützen können. Sehr beliebt ist die Klage, der Führerschein sei unabdingbar notwendig für die Berufsausübung und man habe drei hungrige Mäuler zu stopfen usw...

Die Zuständigkeit des Richters

Diese Klagen sind deshalb so beliebt - niemand weiß das besser als Sie - weil sie in den meisten Fällen der Wahrheit entsprechen.

Ist also der zuständige Richter grundsätzlich mit einer Sperrfristverkürzung einverstanden, dann sollten Sie mit der Führerscheinstelle Rücksprache nehmen, damit von dieser Seite kein »Querschuß« mehr

kommt. Beide - Richter und Behörde - werden Ihnen mit hoher Wahrscheinlichkeit zur Auflage machen, daß Sie zuvor beim TÜV oder einem anderen zugelassenen Maßnahmenträger einen Nachschulungskurs für alkoholauffällige Kraftfahrer besuchen.
Ihr nächster Schritt besteht nun darin, daß Sie zu einer Begutachtungsstelle für Fahreignung gehen, um sich dort einer Untersuchung zu unterziehen, die der MPU aufs Haar gleicht. Ist dann auch der Gutachter der Meinung, daß Sie »kursfähig« sind, so können Sie sich für einen solchen - vier bis sechs Wochen dauernden - Kurs anmelden.
Allzuviel Hoffnungen sollten Sie in ein solches Verfahren nicht investieren. Der Richter wird Ihnen die Sperrfrist in aller Regel um höchstens zwei oder drei Monate verkürzen.
Und selbst diese gewonnene Zeit können Sie nur dann auch tatsächlich ausschöpfen, wenn Sie alles in allem Glück haben und die ganze Prozedur hinreichend schnell »über die Bühne« geht.

Höhere Strafen statt einer MPU?

Sie müssen zu einer MPU, weil Sie entweder bei Ihrer Trunkenheitsfahrt zuviel Promille hatten oder weil Sie jetzt schon zum zweiten (oder dritten oder...) Mal mit Alkohol am Steuer aufgefallen sind - oder weil bei Ihnen beides zutrifft. Nun denken Sie vielleicht, es mag einleuchten, daß man »leichte Sünder« leichter bestraft, »schwere Sünder« dagegen schwerer. Aber: Könnte das nicht gleich der Richter übernehmen? Sollte er nicht schon von vornherein Sperrfrist und Geldstrafe um so üppiger ansetzen, je mehr Promille der Delinquent hatte?

»Leichte« und »schwere« Sünder

Dann wüßte man wenigstens von Anfang an, woran man wäre; dann bedürfte es dieser zeitraubenden und kostspieligen Zusatzstrafe nicht, dieser MPU mit all ihrer Ungewißheit.
Keine schlechte Idee, wenn die MPU und die mit ihr oft verbundene Verlängerung der Sperrfrist tatsächlich eine Zusatzstrafe wäre. Das ist sie aber nicht, sondern vielmehr eine vorbeugende Maßnahme.

Was verspricht sich die Behörde von der Untersuchung?

Im Lauf der Jahrzehnte hat man die Erfahrung gemacht, daß manche Trunkenheitsfahrer einmal in ihrem Leben auffallen und dann nie wieder, weil sie »ihre Lektion gelernt« haben. Andere hingegen sind

auch durch harte Strafen, durch bitterste Konsequenzen eines früheren Führerscheinentzuges auf Dauer nicht davon abzuhalten, erneut betrunken mit einem Kraftfahrzeug zu fahren. Können Sie sich vorstellen, wodurch sich der typische »Einmal-Täter« vom rückfälligen Täter unterscheidet?
Es müßten vor allem die »kleinen Sünder« am ehesten versucht sein, erneut mit Alkohol zu fahren, jene also, die wegen ihrer niedrigen Blutalkoholkonzentration - das heißt unter 1,1 Promille - mit geringer Strafe davongekommen sind. Mehr jedenfalls als diejenigen, die nach der dritten Zwei-Promille-Fahrt bereits im Gefängnis gelandet sind. Dies ist eine äußerst plausible Annahme, wenn man Anhänger der Abschreckungstheorie ist. Einziger Schönheitsfehler: Die Fakten sprechen dagegen.

Die Wahrscheinlichkeit eines Rückfalls

Die Erfahrung zeigt vielmehr, daß die Rückfallwahrscheinlichkeit um so höher ist, je mehr Promille der betreffende Kraftfahrer hatte bzw. je öfter er bereits vorher mit Alkohol am Steuer aufgefallen war.
Die Wissenschaft erklärt sich diesen auf den ersten Blick erstaunlichen Zusammenhang damit, daß bei Personen, die mit einer BAK (Blut-Alkohol-Konzentration) von über 2,0 Promille - rein technisch, vom körperlichen Vermögen her - überhaupt noch in der Lage sind, ein Kraftfahrzeug zu führen (wie gut und sicher auch immer), eine überdurchschnittliche Trinkgewöhnung vorliegen muß. Der »bürgerliche Normaltrinker« ist nämlich spätestens ab 1,6 Promille nicht mehr annähernd in der Lage, noch ein Auto zu fahren, selbst wenn er dies wollte.
E. Stephan, einer der führenden deutschen Verkehrspsychologen, prägte die Formel:

> »Wer mit 0,8 Promille Auto fährt, ist ein trinkender Fahrer, wer sich ab 1,6 Promille noch hinters Steuer setzen kann, muß dagegen ein fahrender Trinker sein.«

Wer ist für einen Rückfall gefährdet?

Die Verwaltungsbehörde schickt Sie also deswegen zu einer MPU, weil Sie aufgrund Ihrer Vorstrafe(n) zu einer stark rückfallgefährdeten Gruppe von Kraftfahrern gehören. Man vermutet - um es mit der nötigen Direktheit zu sagen - einen notorischen Säufer in Ihnen. Die MPU soll herausfinden, ob Sie dem motorisierten Straßenverkehr wieder zuzumuten sind oder ob Sie weiterhin ein zu hohes Sicherheitsrisiko für die Allgemeinheit darstellen.

Juristische Begriffe im Umfeld der MPU

Wenn Sie bislang wenig mit Gerichten zu tun hatten, weder als Anwalt noch als Angeklagter, so kann es sein, daß Sie im Zusammenhang mit Ihrer Trunkenheitsfahrt zum ersten Mal in Ihrem Leben mit verschiedenen juristischen Begriffen konfrontiert werden, deren Bedeutung sich ohne Lexikon kaum erschließen läßt.

Die Vorbereitung auf eine MPU

Als Vorbereitung auf die MPU ist es für Sie vorteilhaft, über diese Begriffe Bescheid zu wissen. Zum einen können Sie nur so wirklich verstehen, was mit Ihnen passiert und was man eigentlich von Ihnen will. Zum anderen aber kann es durchaus passieren, daß man Sie im Verlauf der MPU nach der Bedeutung dieser rechtlichen Begriffe fragt. Eine MPU ist natürlich kein juristisches Examen, aber der Gutachter denkt sich: Dieser Mensch, der vor mir sitzt, ist bereits wegen Alkohol im Straßenverkehr aufgefallen, er hatte beträchtliche Nachteile deswegen. Vorher hat er sich vielleicht über die gesetzlichen Vorschriften, Alkohol im Straßenverkehr betreffend, nicht viel Gedanken gemacht, nicht mehr jedenfalls, als man in der Fahrschule lernt. Vorher hat ihn das nicht unmittelbar betroffen. Jetzt aber sollte er sich doch ein wenig über diese Dinge informiert haben.

Trunkenheit im Verkehr

> Der Trunkenheit im Verkehr macht sich schuldig, »wer im Verkehr ... ein Fahrzeug führt, obwohl er infolge des Genusses alkoholischer Getränke oder anderer berauschender Mittel nicht in der Lage ist, das Fahrzeug sicher zu führen ... wird mit Freiheitsstrafe bis zu einem Jahr oder mit Geldstrafe bestraft ...« (§ 316 Strafgesetzbuch).

Der juristische Aspekt

Trunkenheit im Verkehr ist also eine Straftat, genauer: ein Vergehen. Trunkenheit im Verkehr wird von den Juristen in eine Reihe mit z. B. Diebstahl gestellt.

Ist es Ihnen aufgefallen? Im Gesetzbuch steht: »ein Fahrzeug«, nicht »ein Kraftfahrzeug«. Das heißt: Auch wer mit einem Fahrrad, einem Pferdefuhrwerk oder einer Rikscha betrunken am Straßenverkehr teilnimmt, kann sich strafbar machen. Als betrunkener Radfahrer mit über 1,6 Promille riskieren Sie nicht nur eine Geldstrafe, sondern tatsächlich auch Ihren Autoführerschein.

»Wer nicht in der Lage ist, das Fahrzeug sicher zu führen...«, heißt es im Gesetzestext. Wann aber ist ein Kraftfahrer (oder sonstiger Verkehrsteilnehmer) nicht mehr in der Lage, »ein Fahrzeug sicher zu führen«?

Relative Fahruntüchtigkeit (0,30-Promille-Grenze)

Nach § 1 der Straßenverkehrsordnung hat sich »jeder Verkehrsteilnehmer ... so zu verhalten, daß kein anderer ... gefährdet ... wird.« Daraus folgt, daß jeder Kraftfahrer in einem Zustand, in dem seine Fahrtüchtigkeit auch nur eingeschränkt ist, ein Kraftfahrzeug nicht mehr führen darf.

Ursachen für die Fahruntüchtigkeit

Genossener Alkohol ist dabei nur eine - wenn auch die in der Gerichtspraxis zahlenmäßig wichtigste - Ursache für Fahruntüchtigkeit. Andere Faktoren sind z. B. Müdigkeit oder eine eingegipste Hand.
Nach der herrschenden Rechtsprechung kann ein Kraftfahrer bereits ab einer BAK von 0,30 Promille wegen Trunkenheit im Verkehr bestraft werden. Voraussetzung hierfür ist allerdings, daß alkoholtypische Ausfallserscheinungen oder Fahrfehler beobachtet werden. Entgegen einer weitverbreiteten Ansicht muß es infolge dieser Ausfallserscheinungen nicht zum Unfall kommen. Auf der anderen Seite besagt ein Unfall mit 0,40 Promille alleine auch noch nicht viel - wichtig ist in jedem Fall der Nachweis, daß der Unfall alkoholbedingt war, daß er ohne den vorausgegangenen Alkoholkonsum also nicht passiert wäre. Sind diese Voraussetzungen gegeben, dann macht sich der Kraftfahrer - schon ab 0,30 Promille - einer Straftat schuldig. Es kann folglich passieren, daß ein leidlich trinkgewöhnter Kraftfahrer mit 0,90 Promille glimpflich davonkommt z. B. mit einem Monat Fahrverbot, während ein »Alkoholanfänger« bereits mit 0,30 Promille seinen Führerschein für ein halbes Jahr oder länger verlieren kann.

Relative Fahruntüchtigkeit (0,80-Promille-Grenze)

Mindestens relative Fahruntüchtigkeit liegt nach geltendem Recht dann vor, wenn die Blutalkoholkonzentration zum Zeitpunkt der Trunkenheitsfahrt 0,80 Promille oder mehr beträgt. Zwischen 0,80 Promille und 1,10 Promille liegt eine Ordnungswidrigkeit vor, die mit Geldbuße bestraft wird sowie mit Fahrverbot zwischen einem und drei Monaten.

Aber: Eine Ordnungswidrigkeit - also ein minderrangiger Verkehrsverstoß wie etwa eine Geschwindigkeitsüberschreitung - liegt nur dann vor, wenn zusätzliche alkoholtypische Ausfälle oder Fahrfehler nicht beobachtet werden.

Absolute Fahruntüchtigkeit (1,10-Promille-Grenze)

Absolute Fahruntüchtigkeit nimmt der Gesetzgeber immer dann an, wenn die BAK 1,10 Promille oder mehr beträgt. Die 1,10-Promille-Regelung ist relativ neu, bis Juni 1990 lag der Grenzwert noch bei 1,3 Promille, seither gilt jedoch durch höchstrichterlichen Spruch die strengere Regelung. Bei der 1,10-Promille-Regelung spielt es jetzt keine Rolle mehr, wie Ihre körperliche oder geistige Verfassung während der Fahrt ist, ob Sie Fahrfehler machen, ob Sie beim Aussteigen schwanken oder lallen. Allein entscheidend ist der BAK-Wert. Ab 1,10 Promille am Steuer ist rechtlich alles klar. Sie machen sich einer Straftat schuldig, Punkt und aus.

Der Grenzwert seit dem Jahr 1990

Tat-Blutalkoholkonzentration

Tat-Blutalkoholkonzentration meint die Blutalkoholkonzentration zum Zeitpunkt der Trunkenheitsfahrt. Wann immer in diesem Kapitel von Blutalkoholkonzentration die Rede ist, so ist damit - sofern es nicht ausdrücklich anders vermerkt ist - der BAK-Wert zum Zeitpunkt der Trunkenheitsfahrt gemeint und nicht der gemessene Wert.
Wo liegt der Unterschied? Nun, der bloße Meßwert ist dem Einfluß des Zufalls ausgesetzt, er muß zunächst nicht viel besagen. Zum Beispiel:

Was besagt der Meßwert?

> Sie werden von der Polizei erst zwei Stunden nach Ihrer Heimkehr aus dem Bett geholt und zur Blutentnahme gebracht. Dort wird eine BAK von 0,90 Promille gemessen. Entscheidend für die juristische (und später auch für die psychologische) Bewertung Ihres Falles sind aber nicht diese 0,90 Promille, sondern die - von einem Fachmann relativ leicht zu errechnende - Blutalkoholkonzentration bei der Fahrt, die in diesem Beispiel ca. 1,20 Promille betragen haben dürfte.

Straßenverkehrsgefährdung

Einer Gefährdung des Straßenverkehrs macht sich schuldig, »wer im Verkehr ... ein Fahrzeug führt, obwohl er infolge des Genusses alkoholischer Getränke oder anderer berauschender Mittel ... nicht in der Lage ist, das Fahrzeug sicher zu führen und dadurch Leib oder Leben eines anderen oder fremde Sachen von bedeutendem Wert gefährdet...« (§ 315c Strafgesetzbuch).

Straßenverkehrsgefährdung und Trunkenheit

Der Unterschied zur Trunkenheit im Verkehr besteht also darin, daß jetzt eine konkrete Gefährdung vorliegen muß. Ein Unfall, den Sie verursachen, belegt in aller Regel eine solche Gefährdung, ebenfalls ein Beinahe-Crash. Es muß aber nicht zum Unfall kommen, es kann bereits das berühmte Schlangenlinienfahren ausreichen, um von einer konkreten Gefährdung zu sprechen.

Ein weiterer Unterschied zur Trunkenheit im Verkehr besteht darin, daß bei Straßenverkehrsgefährdung eine Höchststrafe von fünf Jahren Gefängnis bei Vorsatz und eine Haftstrafe von zwei Jahren bei Fahrlässigkeit verhängt werden kann.

Fahrlässig handelten Sie, wenn Sie wegen Trunkenheit fahruntüchtig waren, »was Sie bei Anwendung der im Verkehr erforderlichen Sorgfalt hätten erkennen können und müssen« (Standardtext in Urteilen). Das heißt, Sie waren betrunken, haben sich darüber aber - was Ihre Pflicht gewesen wäre - keine Gedanken gemacht.

Vorsätzlich handelten Sie, wenn Sie betrunken fuhren, »obwohl Sie wußten oder zumindest billigend in Kauf nahmen, daß Sie zum sicheren Führen eines Kraftfahrzeugs nicht mehr in der Lage sein würden.« (Standardtext in Urteilen). Das heißt, Sie waren betrunken, wußten das auch ganz genau - oder haben sich zumindest schon sowas gedacht - und sind trotzdem gefahren.

Was ist eine Tateinheit?

Tateinheit liegt vor, wenn Sie mit einer einzigen Handlung zwei (oder mehr) Straftatbestände verwirklichen. Wer zum Beispiel ohne Führerschein betrunken fährt, wird verurteilt wegen Fahren ohne Fahrerlaubnis in Tateinheit mit Trunkenheit im Verkehr.

Tatmehrheit liegt dagegen vor, wenn Sie hintereinander - ob nun in unmittelbarer zeitlicher Abfolge oder mit erheblichem Abstand, zwei oder mehr Straftaten begehen, die alle im gleichen Verfahren behandelt werden. Wenn Sie nach einer Trunkenheitsfahrt den Führerschein vorläufig abgeben müssen, am nächsten Tag aber trotzdem mit dem Auto fahren, werden Sie wegen Trunkenheit im Verkehr in Tatmehrheit mit Fahren trotz sichergestellten Führerscheins verurteilt.

Rechtlich zusammentreffend ist eigentlich nur eine andere Bezeichnung für eine Tateinheit.
Sachlich zusammentreffend ist dagegen nur eine andere Bezeichnung für eine Tatmehrheit.
Bringen wir nun diese abstrakten Begriffe in ein Beispiel ein: Stellen Sie sich also vor, Sie fahren betrunken von Ihrem Stammlokal nach Hause, streifen dabei ein geparktes Auto und fahren, ohne anzuhalten davon, weil Sie wegen des zuvor genossenen Alkohols ein schlechtes Gewissen haben. Zu Hause werden Sie letztendlich doch von der Polizei gefunden und zur Blutprobe geführt. Ihr Urteil könnte dann lauten:
»Fahrlässige Straßenverkehrsgefährdung in Tatmehrheit mit unerlaubtem Entfernen vom Unfallort, dieses in Tateinheit mit vorsätzlicher Trunkenheit im Verkehr.«
Fahrlässig zunächst deshalb, weil Sie sich bei Fahrtantritt wegen des Alkohols nichts allzu Böses dabei gedacht hatten.
Straßenverkehrsgefährdung (und nicht Trunkenheit im Verkehr) deswegen, weil Sie durch den Unfall bewiesen haben, daß Ihr Verhalten eine konkrete Gefahr dargestellt hat.
Tatmehrheit deshalb, weil der Entschluß zur Unfallflucht ein - gegenüber dem Entschluß zur Fahrt - selbständiger Tatentschluß war, der nicht zwingend aus dem ersten folgte.

Vorsätzlichkeit bei Fahrtantritt

Tateinheit deswegen, weil Sie sich mit Alkohol am Steuer vom Unfallort entfernt haben, also durch eine Handlung gegen zwei Strafgesetze verstoßen haben. Vorsätzlich im zweiten Fall deshalb, weil Sie zwar bei Fahrtantritt noch irgendwie hoffen konnten, Sie wären noch einigermaßen fahrtauglich, jetzt aber durch den Unfall belehrt worden sind, daß Sie es nicht mehr sind.

Strafbefehl

Ein Strafbefehl ist ein Urteil in einem verkürzten Verfahren. In einem simplen Standardfall - Trunkenheit im Verkehr ohne Unfall bzw. Unfall ohne wesentliche Folgen und dazu noch Ersttäter - kommt es (vorerst) nicht zu einer Verhandlung. Das Gericht schickt Ihnen einen Strafbefehl zu. Diesen Strafbefehl können Sie akzeptieren - indem Sie z. B. die dort ausgesprochene Geldstrafe bezahlen - oder dagegen Widerspruch einlegen. Legen Sie Widerspruch ein, so kommt es zu einer normalen Verhandlung. In einem Strafbefehl darf keine Freiheitsstrafe, auch keine Freiheitsstrafe auf Bewährung, ausgesprochen werden.

Bußgeld

Ein Bußgeld wird bei Ordnungswidrigkeiten (Rotlicht überfahren usw...) verhängt. Ein Bußgeld ist ein fester Betrag, der nur etwas mit dem zugrundeliegenden Verstoß zu tun hat.

Geldstrafe

Geldstrafe und Tagessätze

Eine Geldstrafe wird bei Straftaten (Diebstahl, Trunkenheit im Verkehr usw..) verhängt. Eine Geldstrafe errechnet sich aus der Anzahl der Tagessätze (abhängig von Art und Schwere des Delikts) und der Höhe eines Tagessatzes - sie richtet sich nach dem Einkommen des Delinquenten.
Geldstrafe = Anzahl der Tagessätze x Höhe des Tagessatzes.
Können oder wollen Sie eine Geldstrafe nicht bezahlen, so steht es Ihnen frei, diese Geldstrafe im Gefängnis - je nach Anzahl der Tagessätze - »abzusitzen«.

Punkte beim Kraftfahrtbundesamt in Flensburg

Kleinere Verkehrsverstöße und die Folgen

Kleinere Verkehrsverstöße, z. B. das Überziehen der Parkzeit, das Überschreiten der Höchstgeschwindigkeit um wenige Stundenkilometer, werden mit einer Geldbuße oder auch nur mit einer gebührenpflichtigen Verwarnung - dem sogenannten »Knöllchen« oder »Strafzettel« - bestraft. Für jeden größeren Verkehrsverstoß - sei es eine Ordnungswidrigkeit oder eine Straftat - ist ein Eintrag im Register des Kraftfahrtbundesamtes in Flensburg vorgesehen. Das heißt, Sie bekommen für Ihren Verstoß eine bestimmte, in einem Verzeichnis (dem sogenannten »Punktekatalog«) genau festgelegte, Anzahl von Strafpunkten. Diese Punkte werden addiert, sie führen bei neun Punkten zu einer Verwarnung, bei 14 Punkten müssen Sie die theoretische Führerscheinprüfung nachmachen, und bei 18 Punkten ist eine MPU fällig. Bei dieser MPU können Sie Ihren Führerschein verlieren. Flensburger Punkte werden aber nach einer bestimmten Zeit wieder gelöscht.
Ordnungswidrigkeiten werden nach zwei Jahren getilgt, gerechnet vom Tag der Rechtskraft der Entscheidung. Nehmen Sie den Strafbescheid an, dann läuft die Löschfrist - ungefähr - ab diesem Zeitpunkt. Legen Sie Widerspruch ein, kommt es gar zu einer Verhand-

lung, und werden Sie dann zur Zahlung Ihrer Strafe verpflichtet, dann laufen die zwei Jahre erst ab dieser Zeit. Kommen im Laufe dieser zwei Jahre weitere Punkte hinzu, beginnt die Löschfrist wieder neu und zwar diesmal sowohl für die alten als auch für die neu erworbenen Punkte. Nach spätestens fünf Jahren werden jedoch die Punkte auf jeden Fall gelöscht - es sei denn, Ihre Ordnungwidrigkeit war eine Trunkenheitsfahrt unter 1,10 Promille.

Wann werden Straftaten getilgt?

Straftaten werden nach fünf Jahren getilgt, wenn Sie nur zu Geldstrafe verurteilt wurden oder zu einer Gefängnisstrafe unter drei Monaten. Betrug die Gefängnisstrafe - und sei es zur Bewährung - mehr als drei Monate, so dauert die Frist zehn Jahre. Aber auch dann bleiben die Punkte bestehen, solange in Flensburg noch weitere Verkehrsstraftaten verzeichnet sind. »Gelöscht« heißt in all den Fällen nicht, daß die Behörde sämtliche Unterlagen über Ihre Verstöße vernichtet, sondern lediglich, daß Ihnen nach der Löschung diese Verstöße nicht mehr im Rechtsverkehr vorgehalten werden dürfen. Bei einer Punkte-Addition spielen sie ebenfalls keine Rolle mehr.

Aber: Für ein Verwaltungsverfahren, das den Entzug oder die Erteilung einer Fahrerlaubnis zum Gegenstand hat, gilt eine Ausnahmeregelung. Das heißt, in der medizinisch-psychologischen Untersuchung darf man auch noch die ältesten Verkehrsverstöße heranziehen und Ihnen vorhalten.

Fahrverbot

Ein Fahrverbot kann verhängt werden bei einer größeren Ordnungswidrigkeit im Straßenverkehr. Der Führerschein - der während des ganzen Vorgangs prinzipiell gültig bleibt - wird für die Dauer des Fahrverbotes amtlich verwahrt. In dieser Zeit darf der Inhaber der Fahrerlaubnis kein Kraftfahrzeug führen. Nach Ablauf des Fahrverbotes - das zwischen einem und drei Monaten dauern kann - wird Ihnen dann der verwahrte Führerschein wieder ausgehändigt.

Führerscheinentzug

Beim Führerscheinentzug erlischt die Fahrerlaubnis, dieser Führerschein ist weg, ein für allemal. Zusammen mit dem Führerscheinentzug wird immer eine Sperrfrist ausgesprochen, die zwischen sechs Mona-

Der Ablauf der Sperrfrist

ten und fünf Jahren betragen kann, wobei in bestimmten Fällen auch eine lebenslängliche Sperrfrist möglich ist. Nach Ablauf einer Sperrfrist wird Ihnen ein ganz neuer Führerschein ausgestellt. Nicht nur Papier und Lichtbild sind neu, auch Ihr Punktekonto in Flensburg ist bei Wiedererteilung der Fahrerlaubnis so rein und unschuldig wie je. Dennoch ist Vorsicht geboten: Bei Wiedererteilung ihrer Fahrerlaubnis ist Ihr Punktekredit beim Kraftfahrtbundesamt (KBA) in Flensburg eine Zeitlang geringer als bei der Ersterteilung.
Ihr Führerschein ist nicht erst ab 18 Punkten bedroht. Bereits ab neun Punkten (angesammelt in den ersten beiden Jahren nach der Führerschein-Wiedererteilung) müssen Sie wieder zu einer MPU - diesmal wegen der Punkte im KBA-Register.

Sperrfrist

Dauer der Sperrfrist

Mit dem Führerscheinentzug ist - wie gesagt - immer eine Sperrfrist verbunden. Diese Sperrfrist kann zwischen sechs Monaten und fünf Jahren betragen. Eine vom Gericht ausgesprochene Sperrfrist ist immer eine Mindestzeitdauer. Im Urteil heißt es sinngemäß: »Der Führerschein wird eingezogen. Die Verwaltungsbehörde wird angewiesen, Herrn X vor Ablauf von Y Monaten die Fahrerlaubnis nicht wieder zu erteilen.« Das bedeutet, der Richter besteht darauf, daß Sie Ihren Führerschein bis zu einem bestimmten Datum nicht wiederbekommen. Ob Sie ihn nach diesem Datum wiedererlangen, ist dem Richter egal, denn soweit reicht seine Kompetenz nicht. Bis zum Ablauf der Sperrfrist hat der Richter die letzte Entscheidung über Ihren Führerschein, danach wird es eine Sache der zuständigen Führerscheinstelle.

Zweijahresfrist

Fahrverbot und Führerscheinentzug

Im Gegensatz zum Fahrverbot, bei dem die Fahrerlaubnis lediglich zeitweilig außer Kraft gesetzt ist, erlischt beim Führerscheinentzug die seinerzeit erteilte Fahrerlaubnis ein für allemal. Sie müssen nach dem Führerscheinentzug eine neue Fahrerlaubnis beantragen. Vor jeder Erteilung einer Fahrerlaubnis kann die Verwaltungsbehörde prinzipiell eine Führerscheinprüfung verlangen. Bei Wiedererteilung kann die Verwaltungsbehörde auf eine neuerliche Fahrerlaubnisprüfung ver-

zichten, wenn keine Erkenntnisse vorliegen, die den Verdacht begründen, daß Sie inzwischen Ihre Fähigkeit zum sicheren Autofahren verloren haben.
Ein solcher Verdacht kann z. B. dadurch entstehen, daß im MPU-Gutachten auf außergewöhnlich schlechte Testergebnisse verwiesen wird. Im Normalfall wird die Verwaltungsbehörde jedoch auf eine Fahrerlaubnisprüfung verzichten. Mit einer Ausnahme: dann nämlich, wenn Ihr Führerschein bereits länger als zwei Jahre entzogen ist. In diesem Fall muß die Verwaltungsbehörde unbedingt auf einer neuen, kompletten Fahrerlaubnisprüfung bestehen, mit Theorie und Praxis und Nachtfahrten und allem, was dazugehört. Man geht davon aus, daß ein Autofahrer nach zweijähriger Zwangspause das Fahren in wesentlichen Teilen verlernt hat.
Wichtig ist: In aller Regel wird diese Zweijahresfrist-Regel äußerst penibel und stur angewandt. Kommen Sie am 29. mit dem MPU-Gutachten zur Behörde, wird man Ihnen den Führerschein einfach aushändigen, kommen Sie erst am 30., so wird man auf einer Fahrprüfung bestehen.

Juristisch von Bedeutung ist im Zweifelsfall nicht der gemessene BAK-Wert, sondern die Blutalkoholkonzentration zum Zeitpunkt der Trunkenheitsfahrt. Alle Bestimmungen über Promille-Grenzen gelten nicht nur für die »großen Kraftfahrzeuge«, also Autos und Motorräder, sondern auch für - nicht führerscheinpflichtige - Mofas. Wenn Sie betrunken auf dem Mofa erwischt werden, wird Ihnen Ihr Autoführerschein genauso entzogen, wie wenn Sie mit dem Wagen gefahren wären.
Eine BAK ab 0,30 Promille und alkoholtypische Ausfälle oder Fahrfehler bedeutet eine Straftat (Geldstrafe, Gefängnis bis zu einem Jahr, Führerscheinentzug von sechs Monaten bis zu fünf Jahren).
Eine BAK zwischen 0,80 Promille und 1,10 Promille, wobei keinerlei alkoholtypische Ausfälle oder Fahrfehler zu verzeichnen sind, bedeutet eine Ordnungswidrigkeit (Geldbuße, Fahrverbot zwischen ein und drei Monaten).
Eine BAK ab 1,10 Promille ist in jedem Fall eine Straftat, die mit Geldstrafe, Gefängnis bis zu einem Jahr oder einem Führerscheinentzug von sechs Monaten bis zu fünf Jahren geahndet wird.

Die Regelung der Strafbarkeit von Alkohol am Steuer als Übersicht:

Blutalkohol-konzentration	alkoholtypische Ausfälle	keinerlei Ausfälle
0,0–0,3 Promille	keinerlei rechtliche Konsequenzen	keinerlei rechtliche Konsequenzen
0,3–0,8 Promille	Straftat	keinerlei rechtliche Konsequenzen
0,8–1,1 Promille	Straftat	Ordnungswidrigkeit
über 1,1 Promille	Straftat	Straftat

Die rechtlichen Rahmenbedingungen einer MPU

Das war bisher eine Menge allgemeiner Theorie. Bevor wir jedoch den Blick der Praxis zuwenden, sehen wir uns noch die theoretischen Rahmenbedingungen der medizinisch-psychologischen Untersuchung genauer an.

Der Führerscheinentzug ist keine Strafe

Als damals in Sachen Ihrer Alkoholfahrt das Urteil gesprochen wurde, bekamen Sie eine Geldstrafe, vielleicht noch eine Gefängnisstrafe auf Bewährung (wenn es nicht die erste Trunkenheitsfahrt war) und schließlich wurde - was Sie vermutlich am meisten schmerzte - Ihr Führerschein eingezogen.

Geldstrafe und Gefängnisstrafe

Zwischen Geld- und Gefängnisstrafe auf der einen und Führerscheinentzug auf der anderen Seite besteht ein feiner, in seinen Auswirkungen aber sehr bedeutsamer Unterschied: Geld- und Gefängnisstrafe sind - wie schon der Name sagt - Strafen. Bestraft werde ich (zumindest,

wenn alles mit rechten Dingen zugeht) für etwas, das ich getan habe, in der stillen Hoffnung, daß mich die Erinnerung an die schmerzenden Finger künftig davon abhalten wird, noch einmal nach dem heißen Essenstopf auf der Herdplatte zu greifen. Der Führerscheinentzug jedoch ist nach der Rechtssystematik keine Strafe. Der Führerschein ist Ihnen nicht deshalb entzogen worden, weil Sie gegen eine Spielregel verstoßen haben und deshalb eine Runde aussetzen müssen.
Wenn der Führerscheinentzug keine Strafe ist, was ist er dann?
Blättern wir in Ihrem Urteil: »Durch sein Verhalten hat sich Herr X als charakterlich ungeeignet zum Führen eines Kraftfahrzeuges erwiesen. Sein Führerschein wird eingezogen. Die Verwaltungsbehörde wird angewiesen, Herrn X vor Ablauf von Y Monaten die Fahrerlaubnis nicht wieder zu erteilen.«

Führerscheinentzug für die Zukunft

Wenn Sie den Text genau durchlesen, merken Sie, daß Ihnen Ihr Führerschein nicht für das genommen wurde, was Sie in der Vergangenheit getan haben. Im Gegenteil: Er wurde eingezogen, um Sie - zumindest in der nächsten Zukunft - daran zu hindern, etwas dergleichen zu tun, nämlich betrunken zu fahren. Keine Strafe also, sondern eine vorbeugende, also Präventivmaßnahme. Ihr Führerschein wurde eingezogen, weil man sich - grob gesagt - dachte, Herrn X kann man vorerst nicht auf die Allgemeinheit (im Straßenverkehr) loslassen.
Vielleicht ist Ihnen aufgefallen, daß eine solche Regelung zwar in sich - innerhalb des juristischen Systems - konsequent und schlüssig ist, kaum jedoch, wenn man die Sache etwas mehr von der praktischen Seite sieht, mit der Elle der allgemeinen Lebenserfahrung mißt. Man kann eben nicht stillschweigend davon ausgehen, daß sich im Lauf einer letztlich gar nicht so langen Sperrfrist der Charakter eines Menschen schon irgendwie soweit verändern werde, daß man ihm nach Ablauf dieser Frist den Führerschein unbesehen wieder aushändigen kann.

Konsequenzen für Wiederholungstäter

Genau deswegen, um die Lücke zwischen der juristischen Systematik und dem wirklichen Leben zu schließen, gibt es die Einrichtung der medizinisch-psychologischen Untersuchung. Bei den »schweren Fällen«, das heißt den Trunkenheitsfahrern über 1,6 Promille bzw. 2,0 Promille und den Wiederholungstätern, verläßt man sich seit geraumer Zeit nicht mehr darauf, daß es in der Zukunft gutgehen werde, sondern man schaut sich die betreffenden Bewerber um einen neuen Führerschein genauer an.
Ebenfalls aus genau diesem Grund ist auch die ausgesprochene Sperrfrist immer als eine Mindestsperrfrist zu verstehen. Der Richter legt fest, bis

zu welchem Zeitpunkt Sie den Führerschein auf keinen Fall wiederbekommen dürfen. Ob Sie ihn überhaupt wiederbekommen und vor allem wann, ist nicht mehr Sache des Richters, nach Ablauf der Sperrfrist liegt jede weitere Entscheidung in der Kompetenz der zuständigen Verwaltungsbehörde, das heißt der Führerscheinstelle des jeweiligen Wohnbereiches.
Sie verstehen jetzt auch, daß die Sperrfristverkürzung, von der schon die Rede war, juristisch gesehen kein Gnadenakt ist - vergleichbar vielleicht einer vorzeitigen Haftentlassung auf Bewährung - sondern die Aufhebung einer nicht mehr nötigen Vorsichtsmaßnahme.

Die Behörde hat Eignungszweifel

Zweifel an der Fahreignung

Wenn Sie ihn nicht schon längst bekommen haben, so werden Sie ihn demnächst in Ihrem Briefkasten finden: einen Brief Ihrer zuständigen Verwaltungsbehörde, in dem man Ihnen mitteilt, man habe aufgrund Ihrer Trunkenheitsfahrt(en) Zweifel an Ihrer Fahreignung und könne Ihnen deshalb den Führerschein nicht ohne weiteres nach Ablauf der Sperrfrist wieder aushändigen.
Man müsse vielmehr vorher diese Eignungszweifel ausräumen. Dies wiederum könne man nur durch eine Fahreignungsbegutachtung im Rahmen einer medizinisch-psychologischen Untersuchung (MPU) bei einer amtlich anerkannten Begutachtungsstelle für Fahreignung (BfF).

Die MPU-Gutachter sollen die Eignungszweifel ausräumen

Diese Eignungszweifel der Verwaltungsbehörde liegen spätestens durch den Brief der Führerscheinstelle an Sie ganz amtlich auf dem Tisch. Dort bleiben sie, bis jemand kommt und sie wegräumt.

Gründe für und gegen die Eignung

Die Aufgabe der beiden MPU-Gutachter - Arzt und Psychologe - besteht genau darin, nämlich im Beseitigen der gegen Sie formulierten Eignungszweifel. Die MPU-Gutachter - vor allem der Psychologe - sollen die Argumente der Behörde entkräften. Meine Verkehrsvorgeschichte - die Trunkenheitsfahrt(en) - spricht gegen mich; durch sie gehöre ich zu einer Gruppe von Kraftfahrern mit erhöhter Wahrscheinlichkeit, (erneut) mit Alkohol im Straßenverkehr aufzufallen. Der Gutachter muß Gegenargumente sammeln, er braucht individuelle Befunde, die trotz allgemeiner, statistischer Bedenken für meine Fahreignung sprechen.

Dann hat er abzuwägen - je schwerwiegender die Delikt-Vorgeschichte, desto notwendiger sind gute Argumente.

Die Eignungszweifel gründen auf Statistik

Nehmen Sie die Eignungszweifel des unterzeichnenden Beamten nicht persönlich; die Behörde, d. h. der zuständige Beamte, handelt pflichtgemäß, ihm bleibt an dieser Stelle des Verfahrens nur ein geringer und auf wenige Grenzfälle beschränkter Entscheidungsspielraum. Seine Eignungszweifel sind sehr pauschal, sie stützen sich auf allgemeine Erfahrung mit Gruppen von Leuten.
Der Beamte muß aufgrund Ihrer Vorgeschichte von einer gegenüber dem unauffälligen Kraftfahrer statistisch erhöhten Wahrscheinlichkeit ausgehen, daß Sie in Zukunft mit Alkohol am Straßenverkehr teilnehmen werden.

Was bedeutet »statistisch erhöhte Wahrscheinlichkeit«?

Stellen Sie sich vor, man gibt Ihnen eine Liste mit 100 Führerschein-Inhabern, alle mit mindestens 10 Jahren Fahrpraxis. Sie kennen diese Leute nicht, es sind für Sie nur Namen. Das einzige, was Sie wissen, ist, daß 20 dieser 100 Kraftfahrer den Führerschein bereits mindestens einmal wegen Alkohol am Steuer verloren haben.

Wer fällt wahrscheinlich erneut auf?

Sie sollen nun wetten, welche von diesen 100 Führerschein-Inhabern in den nächsten - sagen wir mal - fünf Jahren ihren Führerschein wegen Trunkenheit im Verkehr verlieren werden. Auf zehn dieser Menschen sollen Sie einen bestimmten Betrag setzen. Hat der Betreffende nach fünf Jahren seinen Führerschein immer noch, ist Ihr Geld verloren, hat er ihn zwischenzeitlich verloren, bekommen Sie den doppelten Betrag.
Ein reines Glücksspiel, meinen Sie? Nicht ganz, glaube ich. Ich würde mein Geld in dieser Führerschein-Lotterie auf jene setzen, die bereits wegen einer Trunkenheitsfahrt aufgefallen sind; und zwar würde ich mir aus diesen zwanzig Personen wiederum jene zehn heraussuchen, die den Führerschein bisher am häufigsten bzw. mit den meisten Promille verloren haben. Bei diesen Leuten besteht die statistisch höchste Wahrscheinlichkeit, daß sie erneut mit Alkohol am Steuer auffallen werden.

Die Rückfallquoten

Ein Drittel aller Alkohol-Vorbestraften wird spätestens fünf Jahre nach dem ersten Delikt rückfällig. Das ist einerseits wenig, wenn man bedenkt, daß man von immerhin zwei Dritteln nichts mehr hört. Das ist andererseits viel, wenn man berücksichtigt, daß fünf Jahre eine kurze Zeit sind; das ist sogar sehr viel, wenn man darüber hinaus weiß, daß auf jede entdeckte - das heißt gerichtsbekannte und bestrafte - Trunkenheitsfahrt ca. 600 unentdeckte Trunkenheitsfahrten kommen.
In unserem Lotteriespiel mag es leicht sein, daß ich mich bei einigen der zehn Kraftfahrer, die ich mir aussuche, vertue. Ein paar von ihnen werden nüchtern sein, dafür werden andere aus der bislang »sauberen« Gruppe der 80 erstmals erwischt werden. Bestimmt wird es so sein. Aber: Ich verspreche Ihnen, daß auf lange Sicht ich dieses Spiel gewinnen werde und nicht jener, der wahllos sein Geld auf irgendwen setzt. Oder, etwas wissenschaftlicher ausgedrückt: Meine Trefferquote wird höher sein.

Die Statistik und der Einzelfall

Statistik ist eine feine Sache, werden Sie sagen, kann aber über den Einzelfall - über Sie also - nicht viel aussagen. Sie haben recht und die Behörde weiß das. Wäre es anders, würde die Verwaltungsbehörde also nur auf die Statistik schauen, dann bräuchte es keine MPU, dann dürfte man Ihnen - sicherheitshalber - den Führerschein ohnehin nie wieder geben. Die »drohende« MPU ist also einerseits zwar ein Ausdruck amtlichen Mißtrauens Ihnen gegenüber, andererseits aber auch eine Chance für Sie, den Fallstricken der Statistik zu entgehen. Nehmen Sie also die Herausforderung an, und bereiten Sie sich - auch mit Hilfe dieses Ratgebers auf die unvermeidliche medizinisch-psychologische Untersuchung vor.

Wer trifft die Entscheidung über meinen Führerschein?

Die Rolle des TÜV-Gutachters

Sie müssen sich untersuchen lassen, der untersuchende Psychologe fertigt dann - zusammen mit dem Arzt - ein Gutachten an, in dem zur Frage der Eignungszweifel Stellung genommen wird. Ist der Gutachter der Meinung, die Eignungszweifel seien ausgeräumt, dann bekommen Sie Ihre Fahrerlaubnis wieder, verneint er dies, wird es vorerst nichts mit dem neuen Führerschein.
Trifft also der TÜV-Gutachter die Entscheidung über Ihren Führerschein? Ja und nein. De jure (das heißt dem Gesetz nach, formal gesehen) entscheidet die Verwaltungsbehörde und niemand anderer als die Verwaltungsbehörde über die Erteilung eines Führerscheins.

Eine Führerscheinerteilung ist ein sogenannter »Hoheitsakt«. Hoheitsakte sind ein staatliches Privileg, also immer Sache einer staatlichen Behörde, sie können nicht an private Dritte delegiert werden. Das MPU-Gutachten dient der Behörde lediglich als »Hilfsmittel für eine eigene Urteilsbildung«. Die Entscheidung jedoch trifft die Verwaltungsbehörde in eigener Verantwortung. In den Eignungsrichtlinien heißt es dazu: »... die Entscheidung der Verwaltungsbehörde muß erkennen lassen, daß eine eigene Prüfung stattgefunden hat.«

Theorie und Praxis des Entscheids

Das ist die Theorie. In der Praxis ist es jedoch so, daß sich bis auf wenige Ausnahmen die amtliche Entscheidung ganz eng an das Gutachten anlehnt. Die Sachbearbeiter bei der Behörde sind wenig entscheidungsfreudig, der Behördenapparat macht es ihnen auch nicht leicht. De facto (das heißt den tatsächlichen Verhältnissen nach) entscheidet in den meisten Fällen sehr wohl der Gutachter über Ihren Führerschein.

Soll ich mich wehren gegen die Untersuchung?

Sie können aber auch der Meinung sein, in Ihrem speziellen Fall sei eine MPU absolut nicht notwendig, Ihnen müßte jeder halbwegs vernünftige Mensch den Führerschein auch ohne Gutachten wiedererteilen. Unternehmen allerdings können Sie gegen die Aufforderung zur Begutachtung vorerst nichts.

Kann man gegen eine MPU gerichtlich vorgehen?

Das liegt daran, daß eine MPU kein sogenannter »belastender Verwaltungsakt« ist, gegen den man - wie gegen jede Verwaltungsentscheidung - gerichtlich vorgehen könnte. Erst der Versagungsbescheid, mit dem Ihnen die Behörde mitteilt, daß es mit dem Führerschein vorerst nichts wird, wäre so ein »belastender Verwaltungsakt«. Weil die Gutachtensaufforderung kein Verwaltungsakt ist, kann sie auch nicht mit den Mitteln der Verwaltungsgerichtsbarkeit angefochten werden.

Ein bißchen anders sähe es aus, wenn ein grober, ein wirklich grober und offensichtlicher Entscheidungsfehler der Behörde vorliegt. In so einem Fall müßte es aber ausreichen, das Problem informell zu regeln. Das heißt, Sie gehen zum Beamten hin und weisen ihn - in möglichst bedachten, ihn nicht verletzenden Worten - auf seinen Fehler hin. Bleibt der Beamte stur, dann hat er entweder doch recht, und Sie sind einem juristischen Auslegungsfehler aufgesessen. Oder aber Sie gehen zum Amtsleiter. Blitzen Sie auch dort ab, dann schlucken Sie - wenn Ihnen Ihr Seelenfrieden lieb ist - den Brocken.

Es spricht einiges dagegen, mit juristischen Schritten bereits gegen die Gutachtensaufforderung der Führerscheinstelle vorzugehen.

Die Beweislast liegt bei mir

Wir hatten gesehen, daß sich der vom Richter gegen Sie ausgesprochene Führerscheinentzug auf eine Mindestsperrfrist bezieht (»Die Verwaltungsbehörde wird angewiesen, eine neue Fahrerlaubnis nicht vor dem ... zu erteilen.«). Das heißt, Sie haben nach Ablauf der Sperrfrist keinen automatischen Rechtsanspruch auf Wiedererteilung Ihrer Fahrerlaubnis. Die Situation ist jetzt völlig anders als damals, als Sie erstmalig Ihren Führerschein beantragten.
Damals (wir setzen einfach voraus, daß Sie seinerzeit noch ein unbeschriebenes Blatt waren, nicht etwa mit dem Moped schon Punkte gesammelt hatten) existierte keine aktenkundige Vorgeschichte, zu jener Zeit mußte die Behörde davon ausgehen, daß Sie - nach bestandener Fahrprüfung - zum Führen eines Kraftfahrzeuges der beantragten Klasse geeignet sein würden.

Die Nichteignung muß nachgewiesen werden

Hätte zu dieser Zeit die Führerscheinstelle Zweifel an Ihrer Fahreignung gehabt, so hätte die Verwaltungsbehörde Ihnen die Nichteignung nachweisen müssen. Als unbeschriebenes Blatt, als unbescholtener Bürger, hatten Sie Anspruch auf eine generelle Eignungsvermutung, Sie hatten die guten Karten und die Behörde hätte handeln müssen.
Jetzt aber sind Sie bescholten, jetzt liegt etwas Rechtsverwertbares - nämlich die Trunkenheitsfahrt(en) - gegen Sie vor, jetzt darf die Behörde Zweifel haben und auf diesen Zweifeln beharren, bis sie von Ihnen widerlegt sind. Sie haben momentan den Schwarzen Peter, Sie sind in Zugzwang.

Gerichtsverhandlung und MPU-Verwaltungsverfahren

Vor diesem Hintergrund wird Ihnen jetzt auch der grundlegende Unterschied zwischen diesem Verwaltungsverfahren zur Wiedererteilung der Fahrerlaubnis und Ihrem Strafverfahren wegen der Trunkenheitsfahrt klar. Beide Male unterstellt man Ihnen unerfreuliche Dinge, aber: Vor Gericht galten Sie bis zum Beweis des Gegenteils, das heißt bis zum Urteil als unschuldig. Hätte Ihnen damals der

Staatsanwalt nicht nachweisen können, daß Sie gefahren sind, dann hätte Sie der Richter nicht verurteilen können, auch wenn er gefühlsmäßig ganz stark von Ihrer Täterschaft überzeugt gewesen wäre. Sie waren im Grund in einer passiven Rolle, Sie konnten sich gegen die Vorwürfe verteidigen, mußten aber nicht. Sie hätten genausogut auch stumm und reglos die Verhandlung über sich ergehen lassen können. Hätte der Staatsanwalt den Tatnachweis nicht geschafft, dann wäre Ihnen gar nichts passiert.

Das Beweisverfahren vor Gericht

In Ihrem jetzigen Verwaltungsverfahren zur Wiedererteilung der Fahrerlaubnis gelten Sie bis zum Beweis des Gegenteils, d. h. bis zum Gutachten, als ungeeignet zum Führen eines Kraftfahrzeuges. Können Sie den Gutachter nicht von Ihrer Eignung überzeugen, so gelten Sie in den Augen der Verwaltungsbehörde weiterhin als ungeeignet, Ihr Führerschein bleibt entzogen. Sie sind jetzt zwangsweise in einer sehr aktiven Rolle, Sie müssen handeln. Tun Sie nichts, indem Sie z. B. gar nicht zur Begutachtung erscheinen, benötigte Angaben verweigern oder das fertige Gutachten nicht bei der Behörde abliefern, dann schlägt diese Passivität voll gegen Sie zurück - die Zweifel sind nicht ausgeräumt, sie bleiben bestehen, Ihr Führerschein bleibt in der Schublade.

In einem Verwaltungsverfahren zur Wiedererteilung der Fahrerlaubnis tragen immer Sie die volle Beweislast. Tun Sie nichts, so bleibt alles, wie es ist, d. h. der Führerschein bleibt entzogen.

Wer trägt die Beweislast?

Ich muß handeln

Die rechtliche Situation vor, während und nach einer MPU ist für einen Laien nicht ganz einfach zu durchschauen, vor allem deswegen nicht, weil hier zwischen oberflächlichem Augenschein und tatsächlicher Rechtslage in mancher Hinsicht doch ein erheblich großer Unterschied besteht.
Ihre momentane Situation des Ersuchens, des Bittens, der Ungewißheit ist sicher nicht sehr erfreulich, sie mag Ihnen in mancher Stunde noch demütigender erscheinen, als sie ohnehin schon ist. Es leiten sich aber aus der Rechtslage auch Vorteile für Sie ab, die Sie leicht verschenken, wenn Sie allzu blauäugig Augenschein und gesundem Menschenverstand vertrauen.

Wer veranlaßt die Begutachtung?

Es könnte Ihnen leicht so vorkommen, als verlange die Verwaltungsbehörde von Ihnen eine medizinisch-psychologische Untersuchung, die Sie nun - quasi auf behördliche Anordnung - machen müssen. Dem ist nicht so; es ist nicht die Verwaltungsbehörde, welche eine Begutachtung veranlaßt. Die Verwaltungsbehörde äußert lediglich Zweifel an Ihrer Fahreignung und teilt Ihnen mit, auf welche Weise Sie diese Zweifel so beseitigen können, daß auch die Behörde davon überzeugt ist, nämlich durch ein positives Gutachten. Das hört sich komisch an, ist aber so: Die Behörde macht Ihnen (rein juristisch gesehen) tatsächlich lediglich einen Vorschlag, auf den Sie eingehen können - oder nicht. Gehen Sie auf den Vorschlag ein (und wenn Sie Ihren Führerschein wiederhaben wollen, bleibt Ihnen gar nichts anderes übrig), dann müssen Sie diese Untersuchung beantragen, Sie müssen die Behörde bitten, Ihre Führerscheinakte - oder Auszüge daraus - an die Begutachtungsstelle zu schicken und damit das ganze Begutachtungsverfahren in Gang zu bringen.
Sie müssen den Gutachter von seiner Schweigepflicht gegenüber der Behörde entbinden. Die Rechtslage zwingt Sie, nicht nur mitzumachen, sondern das ganze Spiel überhaupt erst anzufangen. Gehen Sie auf den Behördenvorschlag nämlich nicht ein, so bleibt - wir hatten das schon - Ihr Führerschein dort, wo er die ganze Zeit über war, nämlich bei der Behörde.

Von der Behörde wird die medizinisch-psychologische Untersuchung nicht angeordnet, sie ist »freiwillig«. Sie müssen sich auf das Verfahren nicht einlassen. Ohne Ihre aktive Teilnahme gibt es aber den Führerschein nicht zurück.

Ich muß schnell handeln

Daß die Mühlen von Behörden langsam mahlen, werden Sie aus leidvoller Erfahrung wissen. Wenn Sie selber Beamter in irgendeiner Verwaltungsbehörde sind, kennen Sie auch die Gründe. Bei Ihrer zuständigen Führerscheinstelle ist das nicht anders, für den TÜV, eine Quasi-Behörde, gilt das gleiche. Für Sie heißt das: Ist ein Verfahren zur Wiedererteilung der Fahrerlaubnis mit einer MPU verbunden, dann kann sich dieser Vorgang ganz erheblich in die Länge ziehen.

- Von dem Tag an, an dem Sie sich mit dem jeweiligen TÜV in Verbindung setzen und wegen eines Termins anfragen, bis zum

Untersuchungstag vergeht Zeit - viele, viele Wochen, wenn Sie Pech haben. Sie sind nicht der einzige Bewerber, der Andrang ist groß und die Kapazität der Untersuchungsstellen nicht beliebig erweiterbar.
- Von dem Tag, an dem Sie zur Untersuchung erscheinen, bis zu dem Tag, an dem Sie das fertige Gutachten in Händen halten, vergeht Zeit, zwei Wochen, vielleicht mehr als die doppelte Spanne, wenn Sie einen säumigen Gutachter oder eine schlechte, das heißt überlaufene Saison erwischt haben.
- Wenn Sie dann nicht, wie erhofft, ein positives Gutachten bekommen, sondern nur eine Kurszuweisung, dann verstreicht wiederum eine Menge Zeit, bis Sie endlich einen Termin für den Kurs bekommen. Und: Der Kurs selber dauert noch einmal einige Wochen (mindestens vier).

Die Zeit des Führerscheinentzugs kann sich verlängern

Das heißt, es kann Ihnen - wenn Sie Ihre Angelegenheit nicht konsequent betreiben - sehr leicht passieren, daß sich die Zeit des Führerscheinentzugs trotz (leidlich) positiven Gutachtens erheblich über die gerichtliche Sperrfrist hinaus verlängert. Bis vor gar nicht so langer Zeit war es Praxis, daß man einen Führerscheinbewerber erst nach Ablauf der Sperrfrist überhaupt beim TÜV zur Untersuchung empfangen durfte.
Nach derzeitiger Verwaltungspraxis (die sich angeblich in Zukunft weiter zu Ihrem Vorteil ändern soll) können Sie frühestens drei Monate vor Ablauf der Sperrfrist einen Antrag auf Führerschein-Wiedererteilung stellen, können dann, sobald Sie einen Termin bekommen, zur Untersuchung erscheinen.

Das mit einer MPU verbundene Wiedererteilungsverfahren dauert in jedem Fall lange. Verschenken Sie also keine Zeit, gehen Sie frühzeitig zu Ihrer Führerscheinstelle, lassen Sie sich klipp und klar darlegen, was für Formalien Sie zu erledigen haben, damit Sie exakt drei Monate vor Ablauf der Sperrfrist das Verfahren in Gang setzen können.

Das Gutachten ist mein Eigentum

Aus dem oben Dargelegten folgt, daß Sie der Auftraggeber des Gutachtens sind. Sie schließen mit der Begutachtungsstelle für Fahreignung einen Werkvertrag ab, der den TÜV verpflichtet, Ihnen gegenüber eine

Die Gründe für das Eigentum

Dienstleistung zu erbringen, also eine Untersuchung durchzuführen und dann ein Gutachten zu erstellen. Sie bezahlen die ganze Untersuchung, das abschließend erstellte Gutachten ist logischerweise Ihr Eigentum, über das Sie nach Belieben verfügen können. Ihnen gehört dabei nicht nur das Schriftstück, also das Stück Papier, auf dem es geschrieben steht. Sie sind auch - und diese Unterscheidung ist sehr wichtig - Eigentümer der im Gutachten enthaltenen Information. Mit diesem Eigentum sollten Sie aus diesem Grund sorgsam und überlegt umgehen.

Unter den Formularen, die man Ihnen bei der Führerscheinstelle zur Unterschrift vorgelegt hat, war auch eines, auf dem Sie - unter anderem - ankreuzen mußten, ob das fertige Gutachten an Ihre eigene Adresse geschickt werden soll oder ob es die Begutachtungsstelle direkt an die Behörde schicken darf. Dieses Kreuzchen ist sehr wichtig, denn ohne Ihre ausdrückliche Einwilligung darf das Gutachten an keinen Dritten - also auch nicht an die Verwaltungsbehörde - weitergeleitet werden. Mehr noch: Die Begutachtungsstelle darf die Behörde von sich aus - ohne Ihre ausdrückliche und schriftliche Zustimmung - nicht einmal darüber informieren, ob Sie überhaupt zur Begutachtung erschienen sind, geschweige, wie das Gutachten ausgefallen ist. Wir kommen darauf später noch zurück.

Lassen Sie sich das fertige Gutachten immer zuerst an Ihre Adresse schicken. Lesen Sie das Gutachten durch, bevor Sie es weitergeben. Verlangen Sie eine Korrektur, wenn nachweislich (wirklich nachweislich) Falsches drinsteht.

In einem solchen Gutachten kann sehr viel über Sie drinstehen; umso mehr, je sorgfältiger es gemacht wurde, je ausführlicher also der Gutachter seine Befunde darstellt. Manches von dem, was drinsteht, könnte Ihnen peinlich sein, Dinge, die nicht unbedingt jeder wissen muß. Ist das Gutachten positiv oder empfiehlt es einen Nachschulungskurs, dann müssen Sie es natürlich abgeben, um Ihren Führerschein zu bekommen.

Muß man ein negatives Gutachten abgeben?

Ist es jedoch negativ - und es sind in der Regel die negativen Gutachten auch die ausführlichen - so haben Sie keinerlei Nachteile, wenn Sie das Gutachten nicht abgeben. Ihren Führerschein bekommen Sie in einem solchen Fall - vorerst jedenfalls - sowieso nicht. Geben Sie das Gutachten aber aus der Hand, so werden alle darin über Sie enthaltenen Informationen sogleich aktenkundig - ein Umstand, der sich bei einem Zweit- oder Obergutachten ganz heftig gegen Sie richten kann. Eine Information kommt sehr leicht in eine behördliche Akte. Sie von dort wieder herauszubekommen, ist dagegen sehr schwer und aufwendig.

Sie sind Auftraggeber und Eigentümer des Gutachtens. Sie lassen sich das Gutachten immer nach Hause schicken, lesen es gut durch und entscheiden dann, ob es für Sie vorteilhaft ist, das Gutachten an die Behörde weiterzuleiten. Fällt das Gutachten negativ aus, dann ist es für Sie praktisch nie von Vorteil, es der Behörde auszuhändigen.

Es gibt keine regionale Zuständigkeit beim Untersuchungsort

Der privatrechtliche Werkvertrag

Wir hatten davon gesprochen, daß Sie der Auftraggeber des Gutachtens sind. Sie schließen ganz formlos, indem Sie um einen Untersuchungstermin bitten, mit der Begutachtungsstelle einen (privatrechtlichen) Werkvertrag ab. Der TÜV ist ja - entgegen der landläufigen Meinung - keine Behörde, sondern ein Dienstleistungsunternehmen (wenn er auch in mancher Hinsicht einer Behörde ähnlich ist). So wie bei der zweijährigen Hauptuntersuchung Ihres Autos gibt es auch bei einer MPU keine örtliche Zuständigkeit. Welche Begutachtungsstelle für Fahreignung Sie mit der Untersuchung beauftragen, liegt alleine in Ihrem Ermessen. Die von Ihnen gewählte Untersuchungsstelle muß nur im Bundesgebiet liegen und als Begutachtungsstelle außerdem amtlich anerkannt sein.
Sie sagen, es sei egal, wo Sie sich ausfragen lassen? Im Prinzip haben Sie recht. Andererseits gibt es aber merkliche Unterschiede zwischen den verschiedenen Bundesländern, innerhalb dieser Bundesländer wiederum zwischen den verschiedenen Untersuchungsstellen und innerhalb dieser Untersuchungsstellen natürlich zwischen den verschiedenen Gutachtern. Manche Untersuchungsstellen gelten als sehr hart, das heißt, bei ihnen ist die Ablehnungsquote hoch, andere wiederum genießen in »Kennerkreisen« einen Ruf als eher milder Standort; die Chance, hier ein positives Gutachten zu bekommen, ist größer als anderswo.
Sie sagen, so etwas sollte nicht sein? Jeder sollte die gleiche Chance haben, nicht solchen Zufällen ausgesetzt sein? Sie haben recht, so etwas sollte nicht sein. Es ist aber so. Eine Empfehlung auszusprechen,

ist im Rahmen eines solchen Buches wenig sinnvoll; selbst in »harten« Untersuchungsstellen gibt es »milde« Gutachter und umgekehrt. Manche Untersuchungsstellen wiederum behalten hartnäckig ihren Ruf als »hart« oder »mild«, obwohl sich der Trend längst umgekehrt hat oder - bei genauerem Hinsehen - der jeweilige Ruf in den sogenannten »Kennerkreisen« nie gerechtfertigt war. Ein Vorschlag zur Güte: Versuchen Sie bei der Führerscheinbehörde informelle Tips zu bekommen, gehen Sie dabei aber sehr umsichtig zu Werke - Sie verschütten sonst Ihre Informationsquelle im Nu. Vielleicht konsultieren Sie auch einen speziell in dieser Richtung erfahrenen Anwalt.

Das Nord-Süd-Gefälle bei den Promillewerten

Ein kleiner konkreter Hinweis vielleicht doch: Was Trunkenheit im Verkehr betrifft, so gibt es in Deutschland ein deutliches Süd-Nord-Gefälle, das heißt, in Süddeutschland sind die durchschnittlichen Promille-Werte der Alkoholsünder deutlich höher als bei ihren norddeutschen Kollegen.

Das heißt aber auch, daß süddeutsche MPU-Gutachter sehr viel mehr Kummer - sprich: Promille - gewöhnt sind als ihre norddeutschen Kollegen. Die 1,7 Promille des Dithmarschers sind für den TÜV-Psychologen in Hamburg oder Kiel schon ganz beachtlich, während sie seinem Kollegen in Stuttgart oder München fast »normal« vorkommen. Es kommt hinzu, daß der politische Druck gegen strenge Prüfrichtlinien (auch Promillefahrer sind Wähler, sehr viel zahlreicher überdies als TÜV-Psychologen) im Süden derzeit stärker ist als im Norden. Auch dies ist ein Faktor, der den Gutachter zur (relativen) Milde leitet.

> Wenn Sie einen regionalen Kenner der MPU-Szene ausfindig machen können, dann lassen Sie sich einen Tip geben, welche Begutachtungsstelle am günstigsten sein könnte. Kennen Sie niemanden, dann macht es auch nicht viel aus.
>
> Aber: Wenn Ihre Blutalkoholkonzentration unter 2,0 Promille oder nur wenig darüber lag, so kann es eine Überlegung wert sein, zur Untersuchung ein paar hundert Kilometer weit nach Süden zu fahren.

Der Nutzen von MPU-Vorbereitungsseminaren

- Führerscheinprobleme? Gutachten negativ?
  Wir helfen zuverlässig! Tel....
- Führerscheinentzug?
  Vorbereitung auf medizinisch-psychologische Untersuchung und verkehrspsychologische Gutachten. Tel....
- Führerscheinverlust durch Alkohol?
  Rehabilitationskurse in F. und K. Info Tel....
- Führerscheinentzug?
  Wir helfen durch psychologische Beratung, Begutachtung (auch Gegengutachten zum TÜV) und Schulung. Tel....
- Führerschein-Entzug
  Wir sagen Ihnen, was Sie über eine medizinisch-psychologische Untersuchung wissen sollten. In unserem 2-tägigen Vorbereitungsseminar in L. geben wir Sicherheit durch Information. Tel....

Früher - als der Führerschein noch selbstverständlicher Bestandteil Ihres Lebens war - haben Sie Anzeigen wie die oben zitierten vermutlich einfach überlesen, allenfalls als Kuriosität am Rande wahrgenommen - was manche Leute für Sorgen haben. Inzwischen sind das Ihre Sorgen. Zumindest dann, wenn Sie bereits eine negative Begutachtung hinter sich haben, werden Sie diese oder ähnliche Anzeigen kennen, die im übrigen nicht nur eine Sache der großen überregionalen Zeitungen sind; noch in den entlegensten Anzeigenblättern für die heimatliche Region sind solche Angebote zu finden.

Die Erfolgsquoten der Institute

Versprechen auf Erfolg

Alle versprechen sie Ihnen Hilfe bei Ihrem Problem, prompte und zuverlässige Hilfe. In Gruppen- oder Einzelschulungen werden Sie - so verspricht man - auf die medizinisch-psychologische Untersuchung vorbereitet. Sie lernen dort, was der Gutachter gerne hört, was Sie dann befähigen soll, ein positives Gutachten oder zumindest eine Kurszuweisung nach Hause zu tragen.
Ist Ihr Ärger mit dem TÜV besonders hartnäckig, so verspricht man Ihnen - als Gipfel der Serviceleistung - auch ein »Gegengutachten«, mit dem das negative TÜV-Gutachten »abgeschossen« werden soll. Der Markt für solche Hilfestellungen ist groß, es ist verblüffend - manchmal

erschreckend - wieviel Geld (vor allem im Verhältnis zu seinem Einkommen) mancher Führerscheinbewerber ausgibt, im verzweifelten Bemühen, den begehrten »Lappen« zurückzubekommen.
Diese Einsatzbereitschaft ist andererseits aber wieder verständlich, denn vom Führerschein hängt sehr viel ab, oft ist er für die Berufsausübung notwendig oder doch sehr wünschenswert. Für viele Leute war der Erwerb des Führerscheins mit 18 wie die Eintrittskarte in das Leben der Erwachsenen; für diese Menschen bedeutet der Führerscheinentzug - abgesehen von allen handfesten Nachteilen - eine Art »Entmündigung«, der Verlust der sozialen Vollwertigkeit.

Wie groß sind die Aussichten auf Erfolg?

Wenn Sie bei einem solchen Beratungsinstitut einmal anklopfen und Interesse bekunden, dann wird man Ihnen vermutlich vorrechnen, daß soundsoviel Prozent aller Kunden dieser Einrichtung nach Abschluß der Beratung den Führerschein wieder bekommen haben. Das dürfte in den meisten Fällen nicht mal gelogen sein. Die Erfolgsquoten dieser Institute sind tatsächlich recht hoch.
Was allerdings einen ganz simplen Grund hat: An die Institute wenden sich nämlich die Menschen meist erst dann, wenn sie bereits (mindestens) eine negative Begutachtung hinter sich haben. Die statistische Chance, ein positives Gutachten oder zumindest eine Kurszuweisung zu bekommen, ist jedoch (und das wird man Ihnen kaum erzählen) beim zweiten Anlauf erheblich besser als beim ersten Mal - und zwar selbst dann, wenn sich zwischen Erst- und Zweitbegutachtung von Seiten des Probanden nichts verändert hat (abgesehen von der verstrichenen Zeit). Die »Erfolgsquote« der Beratungsinstitute sollte Sie also nicht blenden.

Jeder darf solche MPU-Seminare anbieten

Ist der Erfolg garantiert?

Erfolgsquote hin oder her: Sie werden fragen, ob man solche Institute empfehlen kann oder ob hier eher Zurückhaltung angebracht ist. Eine Antwort auf diese Frage zu geben, ist schwierig. Pauschal abzuraten, wäre den seriösen, sachkundigen Instituten und Beratern gegenüber unfair; einfach zuzuraten, wäre ebenfalls unfair - Ihnen gegenüber.
Bedenken Sie: Hinter solchen Angeboten stecken die unterschiedlichsten Leute; es kann sich um größere Institute mit etlichen Mitarbeitern handeln (der Markt gibt - wie gesagt - einiges her), manchmal ist es auch nur ein einzelner Berater (der sich vielleicht aber dennoch hochtrabend »Institut« nennt). Die Größe der Institute sagt dabei wenig aus über die

Qualifikation des Angebots. Niemand prüft die Qualifikation der Anbieter, so daß sich die unterschiedlichsten Leute auf dem Markt tummeln. Jeder, buchstäblich jeder, kann solche Kurse und Beratungen anbieten. Die Berufsbezeichnung »Psychologe« ist immer noch nicht geschützt; jedermann kann sich das Wort »Psychologe« auf ein Schild malen lassen und dieses Schild dann an seine Haustür hängen. Als qualifizierte Berufsbezeichnung rechtlich geschützt ist lediglich der Begriff »Diplom-Psychologe«.

Die unterschiedliche Qualifikation der Anbieter

Es gibt Anbieter, die wissen, wovon sie reden: Sie kommen aus dem Geschäft, waren früher selber beim TÜV als Gutachter tätig. Diese Verkehrspsychologen kennen natürlich die Praxis der Begutachtung - inklusive aller Tricks und Schliche - aus dem Effeff. Andere sind eventuell Psychologen, können Ihnen ein Diplom vorweisen, haben ihre Berufserfahrungen aber nicht im Bereich der Verkehrspsychologie gesammelt und kommen vielleicht »frisch von der Uni«. Wiederum andere sind noch nicht einmal (Diplom-) Psychologen.

Worauf man besonders achten muß

Wenn Sie eine solche Beratung in Erwägung ziehen, so sollten Sie vor einem Vertragsabschluß, vor einer Zahlung auf der detaillierten Darlegung des institutsspezifischen Beratungskonzeptes bestehen, inkl. der Preise für jede Art der angebotenen Dienstleistung. Darüber hinaus sollten Sie erst ein unverbindliches Vorgespräch vereinbaren und sich bei diesem Vorgespräch einen Eindruck über die Kompetenz des jeweiligen Beraters verschaffen.

Und noch eine Warnung. Falls Ihnen jemand anbietet, für Sie ein sogenanntes »Gegengutachten zum TÜV-Gutachten« zu erstellen: Klären Sie vorher mit Ihrer zuständigen Verwaltungsbehörde ab, ob die Behörde ein Gutachten dieses Psychologen als Entscheidungsgrundlage anerkennen wird. Eine solche amtliche Anerkennung ist für einen Psychologen alles andere als leicht zu bekommen, die Kriterien dafür sind sehr anspruchsvoll. Besteht jedoch eine solche amtliche Anerkennung nicht, dann ist das »Gegengutachten« dieses Psychologen nicht das Papier wert, auf dem es geschrieben steht.

Es mögen noch so schöne Sachen über Sie in diesem Gegengutachten drinstehen, die Behörde wird nichts weiter als eine bezahlte Gefälligkeit darin vermuten. Der Vergleich ist zwar ein wenig schief, aber es wäre in etwa so ähnlich, als würde in einem Strafprozeß der Anwalt des Angeklagten das Urteil formulieren.

Von Beratungsinstituten ist nicht grundsätzlich abzuraten, aber es ist große Vorsicht und äußerstes Mißtrauen anzuraten. »Gegengutachten sind fast immer wertlos.

Der Ablauf der MPU

Man macht als MPU-Gutachter die - anfangs irritierende - Erfahrung, daß viele Menschen, die eine solche Untersuchung machen müssen, von Sinn und Bedeutung einer MPU keine Ahnung haben. Völlig unvorbereitet kommen sie zur Begutachtungsstelle, füllen dort brav die Fragebögen aus, recken beim Arzt ganz klaglos den Arm zum Blutabnehmen hin und lassen sich schließlich widerstandslos vom Psychologen ausfragen. Anschließend verlassen sie die BfF, ohne eigentlich mitbekommen zu haben, was in diesen anderthalb bis vier Stunden mit ihnen eigentlich passiert ist.

Die Wichtigkeit der MPU

Diese Interesselosigkeit an einer Sache, die einen andererseits enorm interessiert (denken sie nur mal, wieviel Anstrengung und Geld manche Menschen investieren, um endlich wieder ihren Führerschein zu erhalten), kommt vermutlich daher, daß man sich über die amtlich geforderte MPU zwar fürchterlich ärgert, sie eigentlich aber nicht recht ernst nimmt. Im Bewußtsein vieler Leute ist eine MPU nichts weiter als eine kostspielige, zeitraubende Formalität, eine Art zusätzlicher Schikane. Daß in dem anschließenden Gutachten tatsächlich eine Entscheidung gefällt wird, dringt erst dann ins Bewußtsein, wenn es (vorerst) zu spät ist.

Aus der Tatsache, daß Sie diesen Ratgeber erworben haben, kann man schließen, daß Sie nicht »bewußtlos« zur MPU gehen wollen. Sie haben sich entschlossen, sich auf diese Untersuchung in jedem Fall gründlich vorzubereiten.

Über eines sollten Sie sich dabei allerdings im klaren sein:

Eine schlechte bzw. fehlende Vorbereitung auf die MPU kann bei Ihnen zu einem negativen Gutachten führen, obwohl möglicherweise die Voraussetzungen für ein positives Gutachten bzw. eine Kurszuweisung gegeben sind.

Andererseits ist jede noch so gute Vorbereitung auf die MPU - sei es in Form dieses Ratgebers, sei es in Form eines der oben erwähnten Vorbereitungsseminare - keine Garantie für den Erfolg. Sie kann Ihnen dann nicht helfen, wenn Sie die Voraussetzungen für ein positives Gutachten (über die noch näher zu reden sein wird) nicht mal in Ansätzen erfüllen.

Schlechte Vorbereitung kann Ihnen vieles verderben, gute Vorbereitung alleine wird Sie kaum retten, wenn sich sonst bei Ihnen nichts verändert hat.

Die einzelnen Bestandteile einer MPU

Die Rolle des Arztes und des Psychologen

Bei einer medizinisch-psychologischen Untersuchung haben Sie es - wie schon der Name nahelegt - mit zwei Gutachtern zu tun, einem Arzt und einem Psychologen. Dabei ist der für Sie wichtigere Gutachter der Psychologe. So gesehen haben die Bayern schon recht, wenn sie den Namen einfach umdrehen und die ganze Sache psychologisch-medizinische Untersuchung nennen.
Nur in relativ wenigen - dann aber recht dramatischen - Fällen bekommt der Arzt die tragende Rolle; davon aber später.
Abgesehen von diesen zwei Untersuchungsteilen kommen noch Fragebögen und psychologische Leistungstests auf Sie zu.
Die MPU besteht aus vier einzelnen Teilen (in der umgekehrten Reihenfolge ihrer Bedeutung für den Erfolg der MPU):

mehrere Fragebögen
psychologische Leistungstests
medizinische Untersuchung
psychologisches Untersuchungsgespräch

Die Tücken der Fragebögen

Was sollen die Fragebögen aussagen?

Die Fragebögen dienen den Gutachtern in erster Linie dazu, von Ihnen einen kleinen Eindruck zu bekommen, noch bevor Sie zur Tür hereinkommen. Sie wollen abklopfen, welche Fragen sie Ihnen am sinnvollsten stellen sollen, welche Fragen unnötig sind. In den Fragebögen wird das gefragt, was man genausogut auch im Gespräch erfahren könnte. Daß man dennoch das beschriebene Papier vorschaltet, hat vor allem arbeitsökonomische Gründe: Man spart Zeit, muß nicht Mühe auf ein im individuellen Fall sinnloses Frage- und Antwortspiel verwenden.
Manchmal allerdings dienen die Fragebögen auch dem Zweck, Widersprüche zu provozieren: Widersprüche zwischen Ihren schriftlichen Antworten und den mündlichen Angaben im Gespräch. Lügengeschichten sind - das weiß man aus jahrtausendelanger Erfahrung mit

Verhören - oft in sich nicht stimmig, erfundene Details werden bei der Wiederholung Stunden später gerne ein kleines bißchen anders geschildert als beim ersten Mal. Ein guter Schwindler braucht immer ein gutes Gedächtnis.

Die Auswertung der Fragebögen

Was die einzelnen Gutachter aus Ihren Antworten in den Fragebögen machen, ist recht unterschiedlich. Es gibt Psychologen (und Ärzte), die kümmern sich wenig um dieses Papier, werfen allenfalls einen flüchtigen Blick drauf. Andere notieren sich vor dem Gespräch interessante oder unklar gebliebene Formulierungen aus Ihren Antworten, um dann im Gespräch gezielt darauf eingehen zu können.

Wieder andere Gutachter hingegen verhalten sich ein wenig wie Detektive. Sie nehmen sehr aufmerksam zur Kenntnis, was im Fragebogen steht, stellen Ihnen im Gespräch nochmal die gleichen Fragen und streichen Ihnen dann im Gutachten genüßlich aufs Brot, wo überall Ihre Antworten im Fragebogen sich von den Antworten im Gespräch unterschieden, nach dem Motto: Der Angeklagte macht widersprüchliche Angaben, womit bewiesen wäre, daß er lügt.

So einfach liegen die Dinge zwar nicht, jeder erfahrene Richter oder Kriminalbeamte weiß das. Dennoch kann es Ihnen passieren, daß Sie an einen unerfahrenen Gutachter geraten, der Ihnen solche Widersprüche anlastet, ohne daß Sie im Gespräch ausreichend Gelegenheit gehabt hätten, dazu Stellung zu nehmen. Bereiten Sie sich auch auf diesen - allerdings eher unwahrscheinlichen - Fall vor.

> Sie sollten sich gut überlegen, was Sie in einem Fragebogen angeben. Schreiben Sie - wo irgend möglich - die Wahrheit. Wenn Sie sich dazu nicht durchringen können, dann muß Ihre ganz persönliche Variante der Wirklichkeit sehr gut einstudiert sein.

Es gibt im übrigen - wir kennen das jetzt schon - regionale Unterschiede in der Gestaltung der Fragebögen. Beinahe jeder TÜV hat seinen eigenen Fragebogen, auf den er sehr stolz ist. Im Prinzip ist es aber immer das gleiche.

Von daher gesehen können Sie auch die vermeintlich »guten« Tips von Ihren Bekannten oder Verwandten aus anderen Bundesländern oder Städten in den Wind schlagen, wenn die Ihnen erzählen wollen, bei welchem TÜV man am besten »durchkommt«. Bereiten Sie sich allgemein und gut auf die Prüfung vor: Das hilft Ihnen in diesem Fall, ähnlich wie beim Erwerb des Führerscheins, immer noch am meisten und bringt Sie letzten Endes weiter.

Der medizinische Fragebogen

Im medizinischen Fragebogen will man wissen, welche Erkrankungen Sie schon im Lauf Ihres Lebens durchgemacht haben; ob bei Ihnen irgendwelche Behinderungen vorliegen (von Geburt an oder durch Krankheit oder Unfall erst im Laufe des Lebens erworben); ob Sie zur Zeit in ärztlicher Behandlung sind.

Welche Krankheiten existieren?

Weiterhin will man wissen, welche Medikamente Sie zur Zeit nehmen (oder bis vor kurzem noch genommen haben) und schließlich auch, ob Sie wegen einer Alkohol-, Drogen- oder Medikamenten-abhängigkeit schon einmal in Behandlung waren, vielleicht sogar eine Entzugstherapie gemacht haben.

Die psychologischen Fragebögen

In den psychologischen Fragebögen interessiert man sich für Ihren persönlichen und beruflichen Hintergrund: den erlernten Beruf, den ausgeübten Beruf, vielleicht auch noch den Familienstand u. ä.; Fragen, die man Ihnen auf jeden Fall stellen wird, sind die nach den aktenkundigen Verstößen:

Gibt es bereits ein Fahrverbot?

Wie oft haben Sie bereits den Führerschein verloren bzw. wurde schon ein Fahrverbot wegen Trunkenheit im Verkehr gegen Sie verhängt?
Wann war das jeweils?
Wieviel Promille wurden damals gemessen?
Wieviel haben Sie davor getrunken?
Wie weit war dabei Ihr Heimweg? Wie lange wollten Sie bis zu Ihrem Ziel fahren?
Wie weit sind Sie tatsächlich gekommen, bevor Sie von der Polizei aufgehalten wurden bzw. bevor der Unfall passierte?
Wie war Ihr Zustand (in bezug auf Alkohol) bei Fahrtantritt?
Wie waren die sonstigen wesentlichen Tatumstände?

Das Ausfüllen der Fragebögen

Prinzipiell ist Ihnen bei den Fragebögen (wie überhaupt bei der ganzen Untersuchung) zu größtmöglicher Ehrlichkeit und Offenheit zu raten. Von der moralischen Pflicht zur Wahrheit mal ganz abgesehen: Eine - nennen wir es nicht Lüge - Täuschung ist erfahrungsgemäß sehr

Ehrlichkeit zahlt sich aus

schwer durchzuhalten. Eine erfundene Geschichte muß - will man sich darauf verlassen können - hundertprozentig »wasserdicht« sein. Das heißt, sie muß zum einen in die aktenkundigen Tatsachen hineinpassen und zum anderen in sich absolut stimmig sein. Machen wir uns nichts vor: Das ist die hohe Schule des Lügens. Wer es nicht wirklich kann, sollte auf jeden Fall die Hände davon lassen. Denn wenn der Gutachter im Lauf der Untersuchung herausbekommt, daß Sie etwas verschwiegen oder falsche Angaben gemacht haben, so wird sich das sehr leicht in dicke Minuspunkte für Sie verwandeln.

»Prinzipiell« ehrlich sein, heißt: »meist, aber nicht immer«

Gibt es Formen von Behinderungen?

Was z. B. Behinderungen betrifft, so wird es bei angeborenen Behinderungen kaum Schwierigkeiten geben. Diese Behinderungen hatten Sie auch beim erstmaligen Führerscheinerhalt schon, man ist damals vermutlich darauf eingegangen, gegebenfalls wurden Beschränkungen in Ihren Führerschein eingetragen. Später erworbene Behinderungen - vor allem dann, wenn sie äußerlich nicht sichtbar sind - können allerdings bei der Wiedererteilung der Fahrerlaubnis Schwierigkeiten bereiten. Kein Amt wußte bisher davon, jetzt durch die MPU, wegen einer ganz anderen Sache, wird die Behinderung aktenkundig - und bleibt dann in den Akten. Überlegen Sie sich also vorher, wie groß Ihre Offenheit hier sein soll. Ratschläge sind an dieser Stelle schwer zu geben, die Probleme sind sehr individuell. Vielleicht ein Hinweis: Stellen Sie sich vor, Sie wären Beamter bei der Verwaltungsbehörde. Würden Sie bei jemandem mit Ihrer Behinderung Ihre Bedenken haben, ob er sicher ein Kraftfahrzeug führen kann?

Allerdings gilt auch hier: Seien Sie nicht unvorsichtig. Manche Behinderungen sind im Straßenverkehr gefährlich. Wer an ihnen leidet, kann nun mal nicht Auto fahren bzw. er kann es sicher und gut nur dann, wenn sein Fahrzeug bestimmte Umbauten enthält. Den »Nachstellungen« der Verwaltungsbehörde zu entschlüpfen, mag gelegentlich ein netter Sport sein, der Weisheit letzter Schluß ist es nicht. Denn: Denken Sie auch an Ihre eigene Sicherheit. Von der Gefahr für die Allgemeinheit ganz abgesehen.

Beim Thema »Medikamente« und »derzeitige ärztliche Behandlung« ist Ehrlichkeit absolut angezeigt. Wir kommen später noch ausführlich darauf zurück, hier nur soviel: Eine entscheidende Rolle bei der medizinischen Untersuchung können die sogenannten »Leberwerte«

Medikamente und ärztliche Behandlung

spielen, medizinische Meßwerte, die mehr oder weniger empfindlich auf Alkoholmißbrauch reagieren, aus deren Erhöhung man - mit Einschränkungen - auf aktuellen Alkoholmißbrauch schließen kann. Diese Leberwerte können jedoch auch aus ganz anderen Gründen erhöht sein - wegen chronischer Medikamenteneinnahme etwa oder auch bei bestimmten Krankheiten. In diesem Bereich zu »schummeln«, also eine Medikamenteneinnahme zu verschweigen, kann ganz böse nach hinten losgehen.

Wenn Sie einen Beruf (oder ein Hobby) haben, in dem Sie viel mit giftigen Stoffen in Berührung kommen (z. B. Lackierer), dann sollten Sie das in den Fragebögen vermerken, auf jeden Fall bei der ärztlichen Untersuchung erwähnen. Erhöhte Leberwerte können so eine »harmlose« Erklärung finden.

Hatten Sie eine Alkohol-Entzugstherapie?

Ein ganz heikler Punkt ist die Frage, ob Sie eine Alkohol-Entzugstherapie - nach der Sie in jedem Fall im Fragebogen gefragt werden - von sich aus angeben sollen. Vieles spricht dafür, denn Sie kassieren damit bei der MPU einen ganz besonderen Pluspunkt; einen »besseren« Probanden als einen »trockenen« Alkoholiker gibt es für einen MPU-Gutachter gar nicht. Aber: Wer sich einer Alkohol-, Drogen- oder Medikamenten-Entzugstherapie unterzogen hat, gilt damit amtlich als Alkohol-, Drogen- oder Medikamentenabhängiger.

Amtlich als Alkoholiker gelten und Alkoholiker sein ist oft das gleiche, muß aber nicht unbedingt genau dasselbe sein. Beileibe nicht jeder Alkoholiker ist amtlich bekannt und erfaßt und umgekehrt: Nicht jeder, der irgendwann auf Alkoholtherapie war, ist deshalb Alkoholiker im strengen klinischen Sinne. So manchen noch nicht Alkoholabhängigen, der mit vielerlei psychischen Beschwerden zu kämpfen hat, schickt sein Hausarzt zur Alkoholtherapie, weil eine »normale« stationäre Psychotherapie keine Krankenkasse zahlen würde. Alkoholtherapie als Verlegenheitslösung also.

Die Ein-Jahres-Frist bei Abhängigen

Und dennoch: Die Richtlinien für die MPU-Gutachter legen fest, daß ein Alkohol- (Drogen-/Medikamenten-) Abhängiger, genauer, ein amtlich als Alkoholiker geltender Mensch nach Beendigung seiner Entwöhnungstherapie in der freien Sozialgemeinschaft - ohne die schützende Atmosphäre der Alkohol-Fachklinik also - ein ganzes Jahr trocken geblieben sein muß, ehe man ihm nach dieser Zeit den Führerschein wiedergeben kann. Diese Ein-Jahres-Frist ist zwar kein absolutes, unverrückbares Muß, der Gutachter kann davon abweichen. Allerdings muß er dann ausführlich und gut begründen, warum er in dem speziellen Fall eine Ausnahme macht.

Was bedeutet die Ein-Jahres-Frist?

Für den Betroffenen ist das natürlich hart. Theoretisch ist diese Ein-Jahres-Frist wohlbegründet: Die allermeisten Alkoholiker (ganz allgemein: Suchtkranken), die nach einer Entwöhnungstherapie wieder rückfällig werden, werden dies im ersten Jahr nach Beendigung der Therapie. Das erste Jahr ist die »kritische Zeit«; wer diese Phase übersteht, hat bereits eine ziemlich gute Prognose.
Dennoch gilt generell: Alkoholismus ist unheilbar. Ein Alkoholiker bleibt sein Leben lang Alkoholiker, bleibt immer gefährdet. Nur wer sich dieser lebenslangen Gefährdung voll bewußt ist, hat eine gute Chance, dem Rückfall zu entgehen, also ein »trockener Alkoholiker« zu bleiben.
Bezogen auf die Praxis der MPU führt die relativ strikt geforderte Ein-Jahres-Frist zu einer unguten Situation. Ein Trinker, der sein problematisches Trinkverhalten noch kaum erkannt, der bloß wegen der MPU eine Trinkpause eingelegt hat, in der Untersuchung Abstinenz behauptet, hat eine Chance, ein positives Gutachten - zumindest eine Kurszuweisung - zu bekommen. Ein Trinker hingegen, der sich seines problematischen Trinkverhaltens bewußt geworden ist, der die energischste Maßnahme dagegen ergriffen hat und zur Alkoholtherapie gegangen ist, wird für diese Konsequenz, diesen Mut dahingehend »bestraft«, daß er auf jeden Fall eine lange Zeit auf seinen neuen Führerschein warten muß.

Soll die Verwaltungsbehörde von der Alkoholtherapie wissen?

Ein genereller Ratschlag ist hier nicht möglich. Eindeutig ist die Situation auf jeden Fall dann für Sie, wenn die Verwaltungsbehörde bereits von Ihrer Alkoholtherapie weiß. In so einem Fall müssen Sie damit rechnen, daß diese Tatsache auch in den Akten steht, die der Begutachtungsstelle übersandt werden. Der Gutachter weiß es dann ohnehin, jedes Verschweigen schlägt gegen Sie zurück. Wenn die Alkoholtherapie bislang amtlich nicht bekannt ist, liegt die - schwere - Entscheidung bei Ihnen. Der sicherste Weg ist natürlich der Weg der Wahrheit - der für Sie jedoch heißt: Warten bis zum Ablauf der Frist. Zum Verschweigen ist Ihnen eigentlich nur dann zu raten, wenn Sie bezüglich der inneren Verarbeitung Ihrer Alkoholproblematik so weit fortgeschritten sind, daß Sie, auch ohne Erwähnung der Therapie, auf den Gutachter einen ausreichend problembewußten Eindruck machen können.
Was die psychologischen Fragebögen betrifft, so gibt es wenig »taktische Varianten«. Daß Sie beim persönlichen und beruflichen Hintergrund die Wahrheit sagen sollen, versteht sich von selbst. Bei den Fragen nach Ihren Delikten haben Sie ebenfalls wenig Spielraum, Sie

müssen auf jeden Fall damit rechnen, daß der Gutachter sehr gut vorinformiert ist. Jede falsche oder unvollständige Angabe, die als solche erkannt wird, schlägt eher gegen Sie zurück, als daß sie Ihnen Vorteile bringen könnte.

Die psychologischen Leistungstests

Nach alter Psychologen-Tradition wird jede Fahreignungsbegutachtung begleitet von psychologischen Leistungstests. Der diagnostische Wert solcher Tests für die Fahreignung ist innerhalb der Verkehrspsychologie umstritten, dennoch sind sie fester Bestandteil der Fahreignungsbegutachtung.

Leistungstest früher und heute

Früher haben psychologische Leistungstests so ausgesehen, daß man Ihnen ein Blatt Papier in die Hand gedrückt hat, und Sie dann - so schnell wie möglich, zugleich so sorgfältig wie möglich - verschiedene Aufgaben zu bearbeiten hatten. Im Hintergrund lauerte eine psychologisch-technische Assistentin mit der Stoppuhr, die irgendwann die Bearbeitungszeit für abgelaufen erklärte.

Diesem Testverfahren können Sie auch heute noch begegnen. In den meisten Begutachtungsstellen stehen jedoch Testcomputer. Das heißt, die Testassistentin setzt Sie vor einen Bildschirm; haben Sie Glück, dann erklärt Ihnen die Assistentin, was Sie zu tun haben, ansonsten verweist sie darauf, daß Ihnen der Computer alles weitere selber erklären wird. Sie bräuchten nur ein paar Knöpfe zu drücken oder mit einem Lichtgriffel sinnreich hantieren.

Lassen Sie sich die Tests erklären

Sie hat recht damit, der Computer erklärt Ihnen wirklich alles. Nur ist es verständlicherweise nicht jedermanns Sache, sich von einem Computer etwas erklären zu lassen. Behagt Ihnen diese maschinelle Art der Testeinweisung nicht, dann bestehen Sie darauf, daß Ihnen die Tests persönlich erklärt werden.

Welche Art von Test(s) Sie vorgesetzt bekommen, ist kaum vorherzusehen. Auch hier sind die Bräuche innerhalb der einzelnen TÜVs, innerhalb der verschiedenen Begutachtungsstellen zu unterschiedlich. Ja, es ist noch nicht mal sicher, ob Sie überhaupt einen Test vorgesetzt bekommen. Manche Begutachtungsstellen verzichten z. B. bei jungen Probanden auf solche Tests mit dem Argument, bei so jungen Leuten seien »technische Defekte« der Wahrnehmung Reaktion oder Beweglichkeit, die die Fahreignung beeinträchtigen könnten, eher unwahrscheinlich (womit sie sicherlich fast immer recht haben).

Reaktions- und Konzentrationstests

Am beliebtesten - weil am aussagekräftigsten für die im Verkehr nötigen Eigenschaften - sind Reaktions- und Konzentrationstests. Bei den Reaktionstests müssen Sie beispielsweise beim Aufleuchten verschiedenfarbiger Lämpchen auf entsprechendfarbige Knöpfe drükken; bei den Konzentrationstests sind sehr einfache Aufgaben zu lösen, von denen aber in einer gewissen Zeit möglichst viele und möglichst fehlerfrei.

Manche Begutachtungsstellen setzen Ihnen auch sogenannte Intelligenztests vor. Sie müssen dann abstrakte Aufgaben lösen, bekommen Fragen zum Allgemeinwissen gestellt usw.; viel anfangen kann der Psychologe mit solchen Testergebnissen nicht, das Gutachten sieht damit aber ein bißchen »wissenschaftlicher« aus.

Die Testanforderungen

Einige der Tests, die Ihnen im Rahmen einer MPU »zustoßen« können, sind sehr schwierig. Das heißt, Sie werden zwar die ersten Aufgaben eines solchen Tests ziemlich mühelos lösen können, bekommen dann jedoch Schwierigkeiten und stehen schließlich irgendwann ratlos vor den restlichen Aufgaben.

Keine Angst vor Schwierigkeiten

Lassen Sie sich durch die Schwierigkeit dieser Tests nicht ins Bockshorn jagen. Diese Schwierigkeit hat System, solche Tests müssen in manchen Teilbereichen so schwierig sein, damit man nicht nur die schlechten von den mittelmäßigen Probanden, sondern auch noch die guten von den sehr guten unterscheiden kann.

Es kommt hinzu, daß für die Zwecke der Fahreignungsbegutachtung die Anforderungen an Sie relativ niedrig sind. Auch hier gibt es zwar wieder Unterschiede zwischen den einzelnen Begutachtungsstellen, in aller Regel reichen aber sogar unterdurchschnittliche Testergebnisse aus. Im übrigen ist es sehr selten, daß ein Fahreignungsgutachten alleine aufgrund unzureichender Testergebnisse negativ wird. In der Regel ist es so, daß man bei einem Probanden, der medizinisch und psychologisch die Anforderungen erfüllt, ein oder zwei Augen zudrückt und dessen Testergebnisse für gerade noch ausreichend erklärt. Dieselben Meßwerte führen bei einem medizinisch und/oder psychologisch »durchgefallenen« Probanden dazu, daß man ihn auch aufgrund schlechter Testergebnisse für ungeeignet erklärt.

Wir wollen uns aber auch um den für Sie schlimmstdenkbaren Fall nicht herumdrücken, den Fall nämlich, daß Ihre Testergebnisse auch

Was tun bei negativem Test?

bei großzügigster Auslegung nicht mehr als im Normbereich liegend betrachtet werden können; z. B., weil Sie ganz unglaublich nervös waren oder Ihre (Ehr-)Furcht vor diesem »verdammten« Test-Computer partout nicht ablegen konnten. Sollte also Ihr Gutachten wegen der Tests (und nur wegen der Tests) negativ werden, dann bleibt Ihnen als letzter Ausweg immer noch der Fahrtest.
So ein Fahrtest ist nichts anderes als eine Wiederholung der praktischen Führerscheinprüfung. Sie vereinbaren mit dem Prüfer einen Termin, bringen einen Fahrlehrer zu diesem Termin mit und lassen dann den Prüfer einsteigen. Wenn Sie dann eine Dreiviertelstunde lang keine gravierenden Fahrfehler machen, ist das schlechte Testergebnis kein Problem mehr für Sie.
Aber: Einen Fahrtest zu beantragen, ist für Sie nur dann sinnvoll, wenn die Fahreignungsbegutachtung ausschließlich wegen der schlechten Testergebnisse negativ wurde. In jedem anderen Fall ist der Fahrtest hinausgeworfenes Geld.

> Die Tests im Rahmen der Fahreignungsbegutachtung sind schwierig, die Anforderungen an Sie aber gering. Und wenn gar nichts mehr geht, bleibt immer noch der Fahrtest.

Die medizinische Untersuchung

Wie gründlich ist die Untersuchung?

Wenn Sie es gewöhnt sind, sich regelmäßig von Ihrem Hausarzt auf Herz und Nieren untersuchen zu lassen, so wird Ihnen die medizinische Untersuchung im Rahmen der Fahreignungsbegutachtung als sehr oberflächlich vorkommen.
Klar: Im medizinischen Teil der Untersuchung wird nicht systematisch nach irgendwelchen gesundheitlichen Mängeln gesucht, nicht mal nach fahreignungsrelevanten Mängeln; man hat keinen Verdacht in dieser Richtung, also sucht man nicht danach.
Aber: Sollte der Arzt im Rahmen seiner Untersuchung zufällig oder aufgrund Ihrer Angaben auf gesundheitliche Mängel oder Behinderungen stoßen, die für die Fahreignung von Bedeutung sind, so muß und wird er nachhaken.

Alkoholbedingte Veränderungen des Organsystems

Was den Arzt einer Begutachtungsstelle in jedem Fall interessiert, sind die gesundheitlichen Auswirkungen, die der Alkohol - und das meint immer: der Alkoholmißbrauch - bei Ihnen (eventuell) hinterlassen hat. Er sucht also nach alkoholbedingten Erkrankungen und Veränderungen des Organsystems, vor allem bei Leber, Magen und Haut.
Bloß ein paar Beispiele:
- Leber: Die Leber, Sie wissen es alle, ist das zentrale Organ für den Alkoholabbau, wird also auch vom Alkohol am meisten und ehesten geschädigt. Die häufigsten alkoholbedingten Erkrankungen der Leber sind die Fettleber, die Alkoholhepatitis (Leberentzündung) und die klassische Alkoholikerkrankheit, die Leberzirrhose (Leberschrumpfung).
- Magen: Bei chronischem Alkoholmißbrauch wird der Verdauungsapparat fast immer erheblich in Mitleidenschaft gezogen. Bauchspeicheldrüsen- und Magenschleimhautentzündungen sind dabei typische Erkrankungen.
- Haut: Hier sind die Veränderungen für den Arzt - der in einer Begutachtungsstelle für Fahreignung nur spärliche Diagnosemöglichkeiten hat - besonders leicht zu diagnostizieren. Blutgefäße der Haut sind bei Alkoholmißbrauch oft geweitet, im Gesicht findet man die sogenannten Teleangiektasien, diese eigentümlich narbige Veränderung der Gesichts- und Halshaut. Die Wundheilung ist häufig stark verlangsamt und behindert, gelegentlich bilden sich auch bei an sich nur geringfügigen Verletzungen Geschwüre auf der Haut.

Interessiert früherer Alkoholmißbrauch?

Am wenigsten interessant sind für den medizinischen MPU-Gutachter dabei natürlich jene Hinweise, die früheren Alkoholmißbrauch belegen. Früherer Alkoholmißbrauch versteht sich bei einem Zwei-Promille-Fahrer sowieso und ganz von selbst.
Wir kommen im nächsten Kapitel auf diesen problematischen Komplex noch ausführlich darauf zurück.
Worauf der Arzt bei der MPU vor allem achtet - und auf diesen Punkt achtet er nun wirklich ganz genau - sind medizinische Anzeichen, die auf aktuellen Alkoholmißbrauch schließen lassen.
Damit die verwendeten Begriffe wirklich klar sind: Wenn wir in diesem Ratgeber von Alkoholmißbrauch sprechen, dann ist immer und ausschließlich der Mißbrauch im engeren Sinne gemeint, nicht der normale Konsum und nicht das Bißchen-Mehr-Trinken. Von einem Bier zum

Essen, von einem Schwips dann und wann werden Ihre Leberwerte - wenn Sie ansonsten leidlich gesund sind - kaum erhöht sein. Dazu muß es mehr an Alkoholkonsum sein.

Es gibt organische Veränderungen, die eindeutig, oder doch mit hoher Wahrscheinlichkeit, auf früheren oder aktuellen Alkoholmißbrauch schließen lassen. Es gibt andererseits Krankheiten oder Medikamente, welche die Leber schädigen, ohne daß Alkohol im Spiel ist. Fragen der Gutachter nach diesen Erkankungen oder Medikamenten sind nicht zufällig oder belangloses Rahmenwerk, sondern Bestandteil der anlaßbezogenen Diagnostik. Verschweigen Sie in diesem Punkte nichts.

Die Leberwerte

Anzeichen für aktuellen Alkoholmißbrauch

Von ganz besonderer Bedeutung für den MPU-Arzt sind die sogenannten Leberwerte, weil man mit ihrer Hilfe am zuverlässigsten Informationen über einen möglichen aktuellen Alkoholmißbrauch bekommen kann.
Es ist alles relativ; »am zuverlässigsten« heißt nicht »zuverlässig« im Sinne von »hieb- und stichfest und dies dann auch noch unter allen denkbaren Bedingungen«.
Die Leberwerte sind - alles in allem - mit großer Vorsicht zu betrachten. Sie führen manchmal in die Irre - in die eine oder andere Richtung. Der erfahrene MPU-Gutachter weiß das.

Die Blutprobenanalyse

Halten wir uns nicht lange mit medizinischen und biochemischen Details auf. Entweder wird Sie der Arzt bei der MPU selbst zur Ader lassen, oder er wird von Ihnen ein sogenanntes Leberattest vom Hausarzt verlangen.
Anhand der Blutprobe werden einige besonders alkoholempfindliche Leberparameter bestimmt. Das sind: die Gamma-Glutamyltranspeptidase (Gamma-GT oder noch kürzer: GGT), die Transaminasen (SGOT und SGPT oder GOT und GPT), sowie das mittlere Zell-Volumen (middle cell volume: MCV). Diese vier Parameter spielen eine wichtige Rolle bei der möglichen Entscheidung für einen Führerscheinentzug.

Unterschiedliche Normbereiche bei Männern und Frauen

Die Leberwerte sollten im Idealfall allesamt innerhalb des medizinischen Normbereiches liegen. Dieser Normbereich ist für Männer und Frauen unterschiedlich (weil der Durchschnittsmann, mit Verlaub gesagt, mehr »schluckt« als die Durchschnittsfrau).
Gentlemen first, sie sind bei weitem die zahlreicheren unter den Betroffenen:

GGT	Normwert bis 28
GPT	Normwert bis 24
GOT	Normwert bis 18
MCV	Normwert 83 bis 93

Für die Damen sehen die Werte so aus:

GGT	Normwert bis 18
GPT	Normwert bis 22
GOT	Normwert bis 15
MCV	Normwert 83 bis 93

Die Maßeinheit stellt jeweils eine Verhältniszahl dar, deren genaue Bezeichnung und Ableitung wir für unsere Zwecke nicht benötigen. Wichtig für uns ist, daß diese vier Leberparameter mehr oder weniger alkoholempfindlich sind, also bei chronischem bzw. akutem Alkoholmißbrauch oftmals mehr oder minder deutlich über den Normbereich hinaus ansteigen.
Die Gamma-GT zeigt sich dabei am empfindlichsten, sie schnellt bei erhöhtem Alkoholkonsum rasch nach oben, sinkt bei plötzlicher Abstinenz aber auch schnell wieder in einen unverdächtigen Bereich ab - vorausgesetzt, die Leber ist noch einigermaßen gesund.
GPT und GOT sind etwas träger, sie brauchen einerseits längeren Alkoholmißbrauch, um in den pathologischen Bereich zu klettern, bleiben dann aber auch - trotz konsequenter Abstinenz - relativ lange erhöht. Für das MCV gilt das in besonderem Maße.

Liegen alle Ihre Meßwerte im Normbereich, dann sind Sie - vorerst - fein heraus. Auf diesem - vor allem für den psychologischen Gutachter so bequemen - Weg kann man Sie also bei der MPU nicht ablehnen.

»Leberwert-Pflege« vor der MPU

Sind die Leberwerte erhöht? Man muß es mit aller Deutlichkeit sagen: Wenn zum Zeitpunkt der MPU Ihre Leberwerte erhöht sind und Sie dafür keine unverfängliche, d. h. nicht alkoholbedingte Erklärung Ihres Arztes bringen können, brauchen Sie zur MPU gar nicht erst anzutreten. Sie schmeißen in einem solchen Fall Ihr Geld zum Fenster hinaus.

Nicht alkoholbedingte Erhöhung der Leberwerte

Eine »unverfängliche« Erklärung für eine Erhöhung der Leberwerte kann z. B. eine früher durchgemachte Gelbsucht sein. Und selbst eine alkoholbedingte Erhöhung kann Sie rausreißen; dann nämlich, wenn eindeutig früherer Alkoholmißbrauch für die Erhöhung der Leberwerte verantwortlich ist; wenn Ihnen also der Hausarzt bescheinigen kann, daß die Erhöhung der Leberwerte irreversibel ist, die Werte also auch durch noch so langes und konsequentes Abstinentleben nicht mehr in den Normbereich absinken.

Wenn erhöhte Leberwerte bei der MPU solche Folgen nach sich ziehen, so heißt das natürlich: Sie sollten in jedem Fall vor der MPU wissen (wirklich wissen und nicht nur darauf vertrauen), daß Ihre Leberwerte in Ordnung sind. Dies wiederum bedeutet, daß Sie die Leberwerte nicht erst vom TÜV-Arzt bestimmen lassen, sondern sie bereits - in Form des erwähnten Leberattestes - von zu Hause mitbringen sollten.

Ein bereits mitgebrachtes Leberattest hat für Sie aber noch einen anderen Vorteil: Wenn Sie es augenzwinkernd mit ihrem Hausarzt so arrangieren, daß er zur gleichen Zeit die Leberwerte für eigene diagnostische Zwecke braucht, dann können Sie die Kosten hierfür selbstverständlich über die Krankenkasse abrechnen.

Aber selbst dann, wenn das nicht geht, ist das Attest über den Hausarzt dennoch billiger als beim TÜV. Der TÜV hat kein eigenes Labor; er schickt die Blutproben an ein medizinisches Großlabor und berechnet Ihnen erheblich mehr, als er selbst bezahlen muß. Der TÜV verdient nicht schlecht bei dieser Bestimmung der Leberwerte.

Sie sollten also aus mehreren Gründen die vom Hausarzt ermittelten Leberwerte mitbringen. Beachten Sie aber folgendes: Die Werte müssen aktuell sein, am besten nur wenige Tage alt, in keinem Fall älter als zwei bis drei Wochen.

Ihre relevanten Leberwerte - Gamma-GT, GOT, GPT sowie MCV - sollten zum Zeitpunkt der Begutachtung allesamt innerhalb des medizinischen Normbereiches liegen. Ist dies nicht der Fall, und haben Sie dafür auch keine nicht alkoholbedingte Erklärung Ihres Arztes, so ist der Erfolg Ihrer MPU sehr in Frage gestellt.
Deshalb sollten Sie unbedingt vor der MPU wissen, daß Ihre Leberwerte in Ordnung sind. Aus diesem Grund lassen Sie die Leberwerte vom Hausarzt und nicht erst vom TÜV-Mediziner bestimmen. Die mitgebrachten Leberwerte dürfen nicht älter sein als zwei, höchstens drei Wochen.

Für die MPU »kritische« Leberwerte

Das eben Gesagte provoziert die Frage: »Wie kann ich als Laie überhaupt erkennen, ob meine Leberwerte zweifelhaft sind?« Denn so einfach ist es natürlich nicht, daß man sagen könnte: Gamma-GT unter 28 heißt »alles okay«, Gamma-GT ab 29 heißt »durchgefallen, nichts geht mehr«. Im Zweifelsfall ist es für den Gutachter sehr wichtig, in welchem Maß die Leberwerte erhöht sind, wie sich die einzelnen Parameter zueinander verhalten. Daraus läßt sich einiges ablesen.
Also: Fragen Sie Ihren Hausarzt, wie Ihre Leberwerte einzuschätzen sind.
Aber: Fragen Sie ihn nicht, ob er meint, Ihre Leber wäre gesund.
Wer die falschen Fragen stellt, bekommt selten richtige Antworten.

Die Werte liegen über der Norm

Leicht über dem Normbereich liegende Leberwerte sind für einen behandelnden Arzt normalerweise kein Grund, die Stirn in Falten zu legen. Er würde Ihnen in so einem Fall vielleicht auf die Schulter klopfen und meinen, Sie sollten mit dem Bier/Wein/Schnaps ein bißchen kürzer treten. An ärztliche Behandlung wird er bei dieser Höhe der Werte meist noch nicht denken. Die medizinisch richtige Antwort Ihres Arztes, daß ihre Leberwerte nicht sonderlich bedenklich seien, ist allerdings für Ihre Zwecke, die MPU-Vorbereitung, ganz schlicht falsch.
Die beiden MPU-Gutachter sehen die Leberwerte unter einem anderen Blickwinkel als ein behandelnder Arzt. Sie wollen mit Hilfe der Meßwerte Rückschlüsse ziehen auf Ihren derzeitigen Alkoholkonsum; ihre Beurteilungskriterien sind viel pingeliger als jene Ihres Hausarztes.
Wenn Sie von Ihrem Arzt die richtigen Antworten wollen, dann ziehen Sie ihn ins Vertrauen, erklären Sie ihm ohne Wenn und Aber, wofür Sie die Leberwerte brauchen (er wird es sich ohnehin schon gedacht

haben). Fragen Sie rückhaltlos, ob er, der Fachmann, aufgrund dieser Werte vermuten würde, daß Sie verstärkt Alkohol trinken. Wenn Ihr Arzt dann zu einer »Na ja«-Antwort ansetzt, wissen Sie, daß etwas nicht stimmt.

Sprechen Sie mit Ihren Hausarzt über die Leberwerte und ganz allgemein über Ihren medizinischen Befund in puncto Alkohol. Informieren Sie Ihn rundheraus über den Zweck Ihrer Fragen. Nur so bekommen Sie von ihm die richtigen, d.h. zweckentsprechenden Antworten.

Die »normalen Leberwerte«

Erhöhte Leberwerte sind - hatten wir gehört - der direkte Weg zu einem negativen MPU-Gutachten. Sie sind es mit um so höherer Wahrscheinlichkeit, je höher sie ausfallen. Wenn demnach die Leberwerte für die MPU-Gutachter so wichtig sind, müßte der Umkehrschluß naheliegen: Liegen meine Leberwerte im Normbereich, dann ist alles für mich gelaufen, dann ist das positive Gutachten nur noch eine Formsache.

Normale Werte - positives Gutachten?

Eine ebenso naheliegende wie falsche Überlegung. Daß sie falsch ist, gibt vielen Psychologen Arbeit und Brot: Könnte man nämlich das Verhältnis eines Menschen zum Alkohol eindeutig an den Leberwerten festmachen, dann brauchte man keine MPU, eine MU (medizinische Untersuchung) wäre unter dieser Voraussetzung vollauf ausreichend. Durch lange Erfahrung weiß man, daß erhöhte Leberwerte - genauer: bestimmte Verhältnisse der Leberwerte zueinander - mit hoher Wahrscheinlichkeit auf Alkoholmißbrauch hindeuten. Andererseits gibt es einen beträchtlichen Prozentsatz von Trinkern, sogar Alkoholikern, die trotz enormen Alkoholkonsums über einen langen Zeitraum hinweg absolut normale und unauffällige Leberwerte haben. So sehr erhöhte Werte Sie belasten, so wenig werden Sie durch normale Leberwerte entlastet. Normale Leberwerte schließen derzeitigen Alkoholmißbrauch nicht aus.

Haben Sie früher schon mal Leberwerte bestimmen lassen, als Sie noch mehr getrunken haben, und sind die Werte damals erhöht gewesen? Wenn es so ist, dann haben Sie einen weiteren, wichtigen Pluspunkt gesammelt. Sie können dann zur MPU neben den neuen, guten Werten Ihre alten, schlechten Werte mitbringen. Für den Arzt und den Psychologen ist eine solche Kombination von Meßwerten in zeitlicher Abfolge durchaus aussagekräftig. Ihre Geschichte von der seit vielen, vielen Monaten durchgehaltenen Abstinenz bzw. Mäßigung würde dadurch sehr vorteilhaft bekräftigt. Optimal ist es, wenn Sie eine ganze Meßwertreihe, im Abstand von ca. zwei Monaten, mitbringen, aus der hervorgeht, wie Ihre Leberwerte im Lauf der Zeit immer weiter gefallen sind.

Aber, Vorsicht! Achten Sie auf »Ausreißer« in der Reihe. Wenn Ihre Werte zwischendurch - z. B. im Karneval - deutlich nach oben steigen, dann sollten Sie diese Werte lieber rausnehmen.

Der obige Tip - sagen Sie - nützt Ihnen nichts? Sie hätten diese Werte damals nicht bestimmen lassen, und jetzt sei es zu spät?

Frühere und heutige Leberwerte

Was halten Sie von folgender Behelfslösung: Irgendwann im Verlauf des Gesprächs beim Arzt oder beim Psychologen (hier würde es besser in den Gesprächsverlauf hinpassen) lassen Sie die Bemerkung fallen, daß früher, vor X Monaten - möglichst ungefähr in der Zeit, in die Ihre Trunkenheitsfahrt fällt - Ihre Leberwerte erhöht gewesen seien. Auf die Frage, wie hoch denn die Werte gewesen seien, sollten Sie dann allerdings nicht zu präzise antworten; also nicht: »Damals hatte ich eine Gamma-GT von 63«, sondern: »Die Gamma-GT (oder: der Leberwert) war damals irgendwo um 60 rum«. Genauigkeit ist dann schlecht, wenn Genauigkeit in medizinischen Fachfragen nicht zu Ihrem sonstigen Bild paßt und deshalb mißtrauisch macht. Ein medizinischer Laie, der keine Aufzeichnungen mehr zur Hand hat, kann sich solche für ihn wenig verständlichen Meßwerte kaum genau merken, er wird in aller Regel nur ihre ungefähre Höhe behalten.

Seien Sie jedoch vorsichtig: Selbst wenn Ihre niedrigen - nachweislich im letzten Jahr gesunkenen - Leberwerte eindeutig beweisen, daß Sie jetzt abstinent oder zumindest sehr mäßig leben, und das seit geraumer Zeit schon, reicht das alleine nicht aus. Aber davon handelt das nächste Kapitel.

> Erhöhte Leberwerte sind mit hoher Wahrscheinlichkeit ein Hinweis auf Alkoholmißbrauch. Normale Leberwerte hingegen schließen aktuellen Alkoholmißbrauch keineswegs aus. Aussagekräftiger als einmal bestimmte Werte sind Meßreihen mit fallender Tendenz.

Die Bedeutung der psychologischen Untersuchung

Erhöhte Leberwerte sind in der MPU-Praxis relativ selten. Nur der bei weitem kleinere Teil aller negativen Gutachten kann sich - unter anderem - darauf stützen. Das liegt natürlich daran, daß die meisten Probanden auch ohne diesen Ratgeber so ungefähr wissen, daß normale Leberwerte bei einer MPU von Bedeutung sind - sowas spricht sich schnell herum - und sich deshalb erst dann zur MPU anmelden, wenn medizinisch bei ihnen alles in Ordnung ist. Schlechte Testergebnisse - so hatten wir ebenfalls gehört - sind noch viel seltener der alleinige Grund für ein negatives MPU-Gutachten.

Wir können zusammenfassend sagen: Solange der medizinische Befund eines Führerscheinbewerbers - durch kein ärztliches Attest widerlegt - auffällig ist, also auf aktuellen Alkoholmißbrauch hindeutet, ist es wenig ratsam für ihn, überhaupt bei der Begutachtungsstelle zu erscheinen. Seine Erfolgsaussichten sind zu gering, um darauf mehrere Hundert Mark zu setzen. Das gleiche gilt, wenn der Führerscheinbewerber bereits so alkoholgeschädigt ist, daß er weder die psychologischen Leistungstests noch den praktischen Fahrtest bestehen kann. Wer also in den Teilbereichen Test oder Medizin »durchfällt«, der ist ohne Frage im Ganzen »durchgefallen«.

Daß aber die wenigsten Probanden in diesen beiden Teilbereichen auffallen, zeigt andererseits, daß Leistungstests und Medizin relativ grobe Raster sind. Daraus können wir den Schluß ziehen: Gute Tests und unauffälliger Gesundheitszustand besagen für sich genommen eigentlich fast gar nichts. Wichtig ist immer die Gesamtbewertung der Ergebnisse.

Was ist eine Gesamtbewertung?

Der Begriff »Gesamtbewertung« legt folgende Überlegung nahe: Drei Teile hat die MPU, zwei davon habe ich bestanden, es steht also auch im ungünstigen Fall immer noch 2:1 für mich. Da ein solcher Schluß sehr naheliegt, wird er oft gezogen, selbst viele Rechtsanwälte bringen diese Argumentation immer wieder ins Spiel - und werden immer wieder enttäuscht. Die 2:1-Kalkulation ist jedoch - man kann es nicht oft und deutlich genug sagen - leider nichts weiter als eine Milchmädchenrechnung.

Tests, medizinische Untersuchung und psychologisches Gespräch sind nämlich alles andere als gleichberechtigte Bestandteile der Fahreignungsbegutachtung. Vielmehr bildet die psychologische Untersuchung ganz eindeutig den Schwerpunkt. Hier vor allem müssen Sie einen guten Eindruck hinterlassen. Ist der Psychologe der Meinung, man könne die Eignungszweifel der Verwaltungsbehörde nicht ausräumen, dann nützen Ihnen die guten Ergebnisse der anderen MPU-Teile gar nichts.

Bei der medizinisch-psychologischen Untersuchung ist die Psychologie zwar nicht alles, aber ohne die Psychologie ist alles nichts. Auf die Vorbereitung des Gesprächs mit dem Psychologen sollten Sie mindestens soviel Sorgfalt und Mühe verwenden wie auf die »Pflege Ihrer Leberwerte«.

Verteidigungsstrategien bei der Untersuchung

Das Urteil des Psychologen ist für Sie von ganz entscheidender Bedeutung, bei ihm müssen Sie einen guten Eindruck hinterlassen. Leichter gesagt als getan, wenn Sie sich vor Augen führen, wieviele Ihrer Bekannten, die allesamt anständige Kerle sind, schon bei einer MPU »durchgefallen« sind. Was also tun?

Alltägliche Argumentationen

Machen wir ein kleines Gedanken-Experiment: Stellen Sie sich vor, Sie würden Ihr Problem mit der bevorstehenden MPU einem in dieser Hinsicht völlig unbefangenen, »naiven« Bekannten ausführlich darlegen und ihn anschließend bitten, er möchte sich doch einige gute Verteidigungsstrategien für Sie einfallen lassen. Welche Ratschläge würde er Ihnen geben?

Ich weiß natürlich nicht, was speziell Ihr Bekannter antworten würde (oder tatsächlich geantwortet hat). Nach den Erfahrungen aus meiner Zeit als psychologischer Gutachter laufen die Antworten auf solche Fragen in aller Regel auf die - vor Gericht und Polizei bewährte - »Grundweisheit« hinaus:

- Sei sparsam mit Informationen.
- Leugne, so gut du kannst.
- Gib nur das zu, was sie dir nachweisen können.

Aus dieser allgemeinen Grundregel lassen sich - auf die spezielle Situation einer MPU bezogen - einige sehr naheliegende Verteidigungsstrategien ableiten:

- Ich bin normalerweise ein sehr mäßiger Alkoholtrinker.

- Die Trinkmenge vor meiner Trunkenheitsfahrt war eine absolute Ausnahme, ein Ausrutscher, der mir sehr, sehr leid tut, den ich selbst nicht verstehen kann.

... Oder auch:
- Früher habe ich, wie gesagt, nicht viel getrunken, die Trunkenheitsfahrt war ein bedauerlicher, unerklärlicher Ausrutscher, jetzt trinke ich genauso wenig wie vorher. Da alles nur ein Ausrutscher war, war eine grundlegende Verhaltensänderung in Hinsicht auf Alkohol allgemein bei mir nicht nötig.

... mit der beliebten Variante:
- Auch unmittelbar vor meiner Trunkenheitsfahrt habe ich nicht sonderlich viel getrunken. Die hohen BAK-Werte kann ich mir nicht erklären.

... möglicherweise ergänzt durch:
- Man muß mir Schnaps ins Bier oder in den Wein geschüttet haben.

Oder:
- Früher habe ich schon recht wenig getrunken, seit dem Führerscheinentzug trinke ich aber gar nichts mehr. Mir reicht's. Kein Tropfen Alkohol kommt mir jemals über meine Lippen.

Manche gehen die Sache auch etwas differenzierter an:
- Früher, da haben Sie recht, früher habe ich ziemlich viel getrunken. Zumindest gelegentlich, wenn die Feste lang wurden. Seit mir das mit dem Führerscheinentzug passiert ist, trinke ich jedoch nur noch ganz wenig bzw. überhaupt nichts mehr.

Auf jeden Fall wird behauptet:
- Das Aufhören, der plötzliche Verzicht auf jeglichen Alkohol ist mir ganz leichtgefallen, ich hatte keinerlei Probleme damit - wie sie etwa ein Alkoholiker haben müßte.

Wenn man das schön glaubhaft und mit treuen Augen erzählen kann, dann müßte das eigentlich für ein positives Gutachten reichen. Oder? Es reicht nicht. Ganz im Gegenteil. Der sicherste Weg zu einem negativen Gutachten führt über folgende Verteidigungsstrategien:

> Ich habe eigentlich nie in meinem Leben viel Alkohol getrunken.
> Die Trunkenheitsfahrt war ein unerklärlicher Ausrutscher.
> So wie ich früher wenig getrunken habe, so trinke ich auch jetzt kaum etwas.
> Früher habe ich wenig getrunken, jetzt trinke ich gar nichts mehr.

> Früher habe ich zwar viel getrunken, jetzt trinke ich (fast) nichts mehr. Der plötzliche Verzicht auf Alkohol ist mir ganz leichtgefallen.

Die große Frage lautet jetzt: warum? Warum führt Sie der »gesunde Menschenverstand«, der in den obigen Ausführungen nur gute Argumente sehen kann, so kraß in die Irre? Um diese Frage zu beantworten, müssen wir weit ausholen.

Das psychologische Untersuchungsgespräch

Das Gespräch mit dem Psychologen ist - Sie werden sich so etwas schon gedacht haben - anders als eine normale Unterhaltung: Es ist kein dem Zufall überlassener, spontan sich entwickelnder Dialog zwischen zwei Personen. Mit dem psychologischen Untersuchungsgespräch verfolgt man eine bestimmte Absicht, es ist zielgerichtet und verläuft daher nach bestimmten Regeln.

Die Regeln beim Gespräch

Diese Regeln sind nicht ganz so strikt und formell wie beispielsweise die einer Gerichtsverhandlung. Ein psychologisches Untersuchungsgespräch ist auch kein Frage- und Antwortspiel, bei dem der Psychologe eine Liste von Fragen abhakt. Ein solches Gespräch ist vielmehr ein dynamischer Prozeß, ein sich entwickelnder und von Fall zu Fall anders verlaufender Vorgang. Dieser Vorgang ist beeinflußbar, auch von Ihnen. Von Ihren Antworten, Ihren Stellungnahmen hängt es ganz entscheidend ab, in welche Richtung das Gespräch läuft, welche Themen auf welche Art und Weise angesprochen werden.

Führen Sie sich eines ganz deutlich vor Augen: Das Untersuchungsgespräch beginnt - wenn man es genau nimmt - nicht erst dann, wenn Sie der Psychologe zu sich in sein Zimmer bittet.

Noch während Sie im Warteraum die Fragebögen ausfüllen oder am Testgerät arbeiten, hat sich der psychologische Gutachter Ihre Akte geholt und sie aufmerksam studiert. Die wichtigsten Daten aus der Akte hat er sich auf einem Blatt Papier notiert. In dem Moment, in dem Sie bei ihm eintreten, weiß er bereits eine ganze Menge über Sie. Und: Er wird sie mit diesem Wissen in der nächsten (halben) Stunde konfrontieren.

Daß er die Informationen über Sie, nachdem Sie sich zum Abschied die Hände geschüttelt haben, wieder vergessen hat, steht auf einem anderen Blatt - sein Gedächtnis braucht Platz für den nächsten Fall.

Der Psychologe macht sich Aufzeichnungen

Wundern Sie sich im übrigen nicht, wenn der Psychologe während des Gesprächs mit Ihnen Aufzeichnungen macht. Dieses Mitschreiben stört die Gesprächsatmosphäre, der »Hauch von Verhör« kann sich niemals ganz aus dem Untersuchungszimmer verziehen. Auch dem Psychologen ist das ständige Mitschreiben lästig, aber er braucht eine zuverlässige und ausführliche Gedächtnisstütze. Zum einen natürlich für das unvermeidliche Gutachten, aber auch dann, wenn nach Absendung des Gutachtens Nachfragen oder Einwände hierzu kommen - von Ihnen oder Ihrem Rechtsanwalt. Dann muß der Psychologe noch nachvollziehen können, was damals im Untersuchungsgespräch gesprochen wurde.

Der Psychologe geht sehr gut vorbereitet in das Untersuchungsgespräch. Tun Sie das auch.

Die dem Psychologen vorliegenden Dokumente

Unter all den Zetteln, die Sie bei der Führerscheinstelle irgendwann zur Unterschrift vorgelegt bekamen, war auch ein Vermerk, auf dem Sie sich damit einverstanden erklärten, daß die Verwaltungsbehörde die für eine Begutachtung nötigen Unterlagen an die von Ihnen ausgewählte Begutachtungsstelle für Fahreignung schickt.

Tiefschürfende Gedanken darüber, was Sie alles im Lauf eines Lebens unterschreiben, ohne eigentlich zu wissen was, brauchen Sie sich in diesem Fall nicht zu machen. Sie wissen ja: Die MPU ist - formal gesehen - freiwillig, Sie müssen die Initiative ergreifen. Sie wissen aber auch: Wenn Sie sich weigern, irgendwas von dem zu tun, was die Verwaltungsbehörde für nötig hält, bekommen Sie Ihren Führerschein niemals wieder.

Unterlagen für die Begutachtungsstelle

Wie umfangreich die an die Begutachtungsstelle versandten Unterlagen sind, hängt nicht alleine davon ab, wieviel Sie bereits »auf dem Kerbholz« haben. Eine weitere wichtige Rolle spielt hier die verwaltungstechnische »Linie« der jeweiligen Behörde (sprich des Behördenchefs). Es gibt Führerscheinstellen, die verschicken grundsätzlich die gesamte Führerscheinakte im Original an die Begutachtungsstelle. Andere wiederum versenden Auszüge, mehr oder weniger vollständig, mehr oder weniger weit zurückreichend, zum Teil im Original, zum Teil fotokopiert.

Die vollständige Führerscheinakte enthält eine Menge für Sie und den

Was enthält die Führerscheinakte?

Gutachter uninteressantes Material: z. B. den Antrag auf Erteilung der Fahrerlaubnis für die Klasse 4 (Moped), den Sie vor vielleicht 20 Jahren gestellt haben, samt dem damaligen Prüfungsprotokoll, irgendwelche Zahlungsforderungen oder -bestätigungen etc. pp... Diese Dinge können wir getrost außer acht lassen, der Psychologe wird ihnen kein Interesse schenken.

An für den Psychologen interessantem Material sind enthalten: ein Auszug aus dem Register des Kraftfahrtbundesamtes in Flensburg (der »Verkehrssünderkartei« also), dem sogenannten KBA-Auszug und ein Auszug aus dem Bundeszentralregister in Berlin (dem »Führungszeugnis«), kurz auch BZR-Auszug genannt.

Diese beiden Informationen sind das absolute Minimum, das Muß für jede Verwaltungsbehörde. Ohne diese Dokumente arbeitet der Psychologe nicht, bei noch weniger Vorinformationen muß er die Untersuchung ablehnen.

Wahrscheinlich vorliegende Dokumente

Zu den genannten Grundinformationen können hinzukommen (und in den meisten Fällen sind diese Dokumente auch beigefügt): die gegen Sie ausgesprochenen Strafbefehle bzw. Urteile.
Darunter können sich auch Urteile befinden, die mit Alkohol im Straßenverkehr überhaupt nichts zu tun haben, in vielen Fällen noch nicht mal mit dem Straßenverkehr. Ihr Ladendiebstahl vom vorletzten Jahr kann dem Psychologen also durchaus durch die Führerscheinstelle bekannt sein. Wenn Sie den Langmut Ihrer Rechtsschutzversicherung gerne mal testen wollen, dann gehen Sie per Anwalt gegen eine solche Informationsweitergabe vor.
Wenn Sie dagegen Niederlagen nicht ausstehen können, dann lassen Sie es. Denn die Führerscheinstelle darf diese Information nicht nur weitergeben, sie ist dazu sogar verpflichtet.

Wirken sich kriminelle Delikte aus?

Dahinter steckt die Überlegung, daß kriminelles Verhalten Ausfluß einer »charakterlichen Fehlentwicklung« ist. Diese Fehlentwicklung kann auch auf das Verhalten des Betreffenden im Straßenverkehr Einfluß haben. Also soll sich der Psychologe - wenn er sich den Mann ohnehin schon anschaut - auch diese Mühe noch machen.
Man könnte darüber streiten, wie und bis zu welcher Grenze diese

Überlegung sinnvoll ist, für Sie ist diese Regelung jedoch bis auf weiteres eine kurzfristig und von Ihnen nicht zu beseitigende Tatsache. Stellen Sie sich darauf ein.
In manchen Fällen wird die aus Urteil/Strafbefehl ersichtliche Information ergänzt durch weitere Aufzeichnungen über Ihre Trunkenheitsfahrt:
- das polizeiliche Protokoll über Ihren damaligen Unfall oder darüber, wie, d.h. unter welchen Umständen, Sie damals angehalten und kontrolliert wurden,
- Ihre Aussagen vor der Polizei, vielleicht auch noch die Aussagen von vernommenen Zeugen,
- das ärztliche Protokoll über die erfolgte Blutentnahme.

Wie lange Zeit dürfen die Dokumente zurückreichen?

Sie werden sich vielleicht fragen, wie weit die dem Psychologen vorliegenden Informationen eigentlich zurückreichen bzw. zurückreichen dürfen; welche dieser Informationen er überhaupt verwenden darf; vor allem, wie es sich mit den aus den gesetzlichen Registern bereits getilgten Informationen verhält?
Es verhält sich wenig erfreulich für Sie. Generell gilt zwar, daß Eintragungen im Bundeszentralregister (Führungszeugnis), die bereits getilgt worden sind, dem Betroffenen im Rechtsverkehr nicht mehr vorgehalten und nicht zu seinem Nachteil verwendet werden dürfen. Es gilt aber auch die ausdrückliche Ausnahme: Abweichend von der generellen Regelung darf eine frühere Tat in einem Verfahren berücksichtigt werden, das die Erteilung oder Entziehung einer Fahrerlaubnis zum Gegenstand hat, wenn die Verurteilung wegen dieser Tat in das Verkehrszentralregister einzutragen war.
Ihre Trunkenheitsfahrt von vor vielen Jahren auf dem Mofa kann also durchaus ein Thema bei der jetzt anstehenden MPU sein - wobei es dahingestellt bleiben darf, wie weitgehend der Gutachter aus einer soweit zurückliegenden Straftat überhaupt noch sinnvoll Schlüsse ziehen kann.

Eventuell hinzugefügte Dokumente

Waren Sie früher schon einmal bei einer MPU, haben vielleicht an einem Kurs teilgenommen und das entsprechende Gutachten bei der Führerscheinstelle abgegeben, dann findet der Psychologe in der Akte vermutlich folgendes:
- sämtliche früheren MPU-Gutachten, Gutachten aus alter Zeit und

Gutachten, die erst vor kurzem, also nach der letzten Trunkenheitsfahrt, erstellt wurden.
- die Bescheinigung eines Schulungskurses für alkoholauffällige Kraftfahrer.

In seltenen Fällen findet man als Gutachter auch folgende Blätter in der Akte:
- eine polizeiliche Mitteilung darüber, daß Herr X wegen irgendeiner Rauschtat in ein Nervenkrankenhaus eingeliefert worden ist,
- eine Mitteilung, daß über Herrn X wegen Alkoholmißbrauchs die Pflegschaft verhängt worden ist, unter Umständen auch
- einen anonymen Brief, in dem ein »wohlmeinender Mitbürger« die Verwaltungsbehörde darüber informiert, daß Herr X jeden Tag besoffen ist und es unverantwortlich wäre, ihn wieder mit dem Auto fahren zu lassen.

Die Wirkung eines anonymen Briefes

Wenn Sie von einem solchen anonymen Brief erfahren, sollten Sie vielleicht doch einen Rechtsanwalt einschalten. Meistens werden Sie davon aber nichts erfahren, denn der Psychologe wird diesen Brief zwar zur Kenntnis nehmen, Sie aber weder darauf ansprechen, noch diese Information im Gutachten ausdrücklich verwerten. »Im Hinterkopf« jedoch, darüber sollten Sie sich keine Illusionen machen, tut eine solche Information durchaus ihre Wirkung.

Der Nutzen eines (erfundenen) Rechtsanwalts

Kann ein Anwalt weiterhelfen?

Lassen Sie irgendwann während des Gesprächs - möglichst an unauffälliger, d.h. zwanglos sich ergebender Stelle - ganz locker die Bemerkung fallen, daß die Formalitäten des Führerschein-Wiedererteilungsverfahrens ein Rechtsanwalt für Sie regelt. Diese Bemerkung - die wirklich nicht drohend klingen sollte, sondern absolut selbstverständlich - hilft Ihnen vielleicht insoweit, als das Gutachten wahrscheinlich sorgfältiger und ausführlicher wird, als es ohne diese Bemerkung geworden wäre. Wenn die Entscheidung auf der Kippe steht, dann kann Ihre Bemerkung mit dem Rechtsanwalt vielleicht sogar entscheidend sein - allerdings nur dann!
Die Psychologen sind verständlicherweise darum bemüht, sich möglichst keine Zusatzarbeit (Antworten auf Widersprüche, Einsprüche, Nachfragen) aufzuhalsen.

Der Psychologe weiß sehr viel über Sie und Ihre Vorgeschichte. Wieviel er weiß, wissen Sie vor dem Gespräch nicht. Gehen Sie sicherheitshalber davon aus, daß er alles weiß, was über Sie in einer Führerscheinakte nur drinstehen kann.
Bereiten Sie sich auf das Gespräch besser vor als der Psychologe. Einzelheiten Ihrer Vorgeschichte sollten Sie mindestens so gut parat haben wie der Psychologe selbst.

Die für den Psychologen wichtigen Informationen

Aus all den in der Akte gesammelten Unterlagen kann der Psychologe eine Menge Informationen über Sie »herausdestillieren«.
Er kennt auf jeden Fall
- die Anzahl Ihrer Trunkenheitsfahrten, im Sprachgebrauch der Psychologen: Rückfallhäufigkeit,
- den Zeitpunkt der Trunkenheitsfahrten, also die Abstände zwischen mehreren Trunkenheitsfahrten (Rückfallgeschwindigkeit),
- die deswegen jeweils gegen Sie verhängte Strafe,
- den Zeitpunkt der Führerschein-Wiedererteilung.

Im Extremfall - der aber wirklich ganz selten ist - weiß der Gutachter aus den Akten sonst nichts über Sie und Ihre Vorerfahrungen mit Polizei und Justiz. In aller Regel weiß der Gutachter über die oben aufgezählten, unerläßlichen Grundinformationen hinaus noch aus eventuellen Strafbefehlen/Urteilen,
- wieviel Promille bei Ihrer Trunkenheitsfahrt gemessen wurden,
- wieviel Zeit zwischen polizeilichem Anhalten (Unfall) und Entnahme der Blutprobe verstrichen ist,
- zu welcher Tageszeit die Trunkenheitsfahrt stattfand.

Liegen auch noch Polizei- und Blutentnahmeprotokolle oder sonstige Auszüge aus den Ermittlungsakten vor, so erweitert sich die Vorinformation des Psychologen. Er weiß dann,
- wie im einzelnen die Trunkenheitsfahrt abgelaufen ist, warum Sie z.B. damals aufgefallen sind,
- wieviel an Alkoholkonsum Sie damals der Polizei gegenüber angegeben haben,
- wie Ihr körperlicher und geistiger Zustand bei der Polizei oder bei der Blutentnahme war.

Und wenn auch noch frühere MPU-Gutachten oder Kursbescheinigungen vorliegen, dann weiß er außerdem noch,
- was Sie dem Gutachter über Ihren damaligen und früheren Alkoholkonsum erzählt haben,
- wie das Delikt im einzelnen aussah (z. B. Trinkmengen),
- wie hoch damals Ihre Leberwerte waren, wie der sonstige ärztliche Befund war,
- wieviel Zeit nach einem positiven Gutachten, einem Kursbesuch verstrichen ist, bis Sie rückfällig geworden sind.

Der eigene Informationsstand zur Vorbereitung auf die MPU

Zählen Sie alles zusammen, so werden Sie feststellen, daß Sie ein ziemlich »gläserner Mensch« geworden sind. Der psychologische Gutachter weiß in der Regel eine ganze Menge über Sie, noch ehe er Sie gesehen hat.

Rechnen Sie immer mit diesem Wissen, hoffen Sie nicht darauf, daß gerade Ihre Führerscheinstelle eine schlampige Behörde ist und der Begutachtungsstelle nur wenig Aktenmaterial geschickt hat.

Bereiten Sie sich gut vor

Pokern Sie nicht, sondern gehen Sie sicherheitshalber davon aus, daß Ihr Gutachter sehr gut vorinformiert ist. Stellen Sie sich darauf ein, indem Sie sich gut vorbereiten. Jede falsche oder unvollständige Angabe, die Sie in der Hoffnung gemacht haben, der Gutachter wüßte davon nichts, kann sich - wenn Sie als Verschweigen erkannt wird - sehr nachteilig für Sie auswirken.

Es ist im Gegenteil von großem Vorteil für Sie, Ihre Deliktvorgeschichte sehr gut und sicher im Kopf zu haben. Ein »Schwimmen« in den Eckpunkten der eigenen Lebensgeschichte macht keinen guten Eindruck, Sie sammeln damit Minuspunkte. Um Mißverständnissen vorzubeugen: Mit einer gründlichen Vorbereitung ist nicht gemeint, daß Sie jetzt Ihre Trunkenheitsfahrten pauken sollen wie damals in der Schule die Daten von Schlachten.

Aber: Wer wichtige Ereignisse seiner Vergangenheit durcheinanderbringt oder ganz vergessen hat, kann eigentlich kaum glaubhaft machen, daß er sich mit den Fehlern in den zurückliegenden Jahren und Monaten beschäftigt und aus Ihnen gelernt hat.

Machen Sie es wie der Psychologe: Notieren Sie lange vor der MPU Ihre Verkehrsvorgeschichte mit allen Einzelheiten. Sollte Sie Ihr Gedächtnis

Eigene Notizen vor der MPU

dabei im Stich lassen, dann holen Sie Ihre Unterlagen heraus, und schauen Sie nach. Mit Unterlagen meine ich Strafbefehle von damals, Urteile, Schriftsätze Ihres Anwalts oder was immer sich sonst in Ihrem Ordner angesammelt hat.

Sie wissen nun, was der Psychologe weiß oder zumindest wissen könnte. Sie sollten sich aber weiter fragen:

- Was nützt dem Psychologen dieses Wissen?
- Welche Schlüsse kann er aus diesen Fakten über mich ziehen?
- Aufgrund welcher Überlegungen zieht er diese Schlüsse?

Und vor allem:

- Was bedeuten die naheliegenden Schlußfolgerungen für mich und meine optimale Verteidigungsstrategie für die MPU?

Um diese Fragen sinnvoll und wohlbegründet beantworten zu können, müssen wir, was den Alkoholgenuß betrifft, in den folgenden Kapiteln ein wenig »Theorie pauken«.

Exkurs: Alkohol und seine Wirkung

Im allgemeinen versteht man unter Alkohol den Weingeist oder Äthylalkohol, der in alkoholischen Getränken enthalten ist. Die Gewinnung des Äthylalkohols erfolgt durch die alkoholische Gärung aus kohlenhydrathaltigen Rohstoffen. Obwohl weniger giftig als Methylalkohol, wirkt auch Weingeist schädlich auf das Nervensystem. Bei entsprechender Dosierung wird die Koordination der Muskelbewegungen gestört.

Alkohol ist ein relativ starkes Zellgift, das bei entsprechender Dosierung die Koordinierung der Muskelbewegungen stört und dadurch Körperfunktionen lähmt. Da es auch berauschend wirkt, rechnet man es zu der Gruppe der Rauschgifte. Außerhalb von Fachzirkeln wird nicht gerne darüber gesprochen, aber: Alkohol zählt zu den harten Drogen, sein Suchtpotential ist weitaus höher als das von Haschisch, höher auch als das von Kokain.

Alkoholische Getränke kann man, wie Sie wissen, aus verschiedenen Gründen konsumieren:

- als Nahrungsmittel bzw. Durstlöscher (der Wein zum Essen, das Bier in der Hitze des Sommernachmittages), denn: Der Genuß alkoholischer Getränke in kleinen Mengen wirkt anregend;

- als Genußmittel (der Weinbrand nach dem Essen, der Likör zum Kaffee), denn: Alkoholische Getränke schmecken gut;
- als Droge (das Gläschen Wein zur abendlichen Entspannung, die Flasche Schnaps, um alles zu vergessen), denn: Alkoholische Getränke verändern das Bewußtsein.

Das Verhältnis von Trinkmenge zu Blutalkoholkonzentration

Die Blutalkoholkonzentration (BAK) wird in Promille gemessen. Promille ist ein Maß für den Alkoholgehalt in der Körperflüssigkeit, pro mille (lateinisch) heißt wörtlich: von Tausend. Ein Promille bedeutet, daß in 1 l Blut (oder sonstiger Körperflüssigkeit) 1 g reiner Alkohol gelöst ist.

Über den Verdauungstrakt geht der Alkohol ins Blut und wird dann sehr schnell in alle wasserhaltigen Körperzellen (dazu gehören auch die Gehirnzellen) verteilt. In Fett ist Alkohol nicht löslich, in die kompakten Knochen kann er ebenfalls nicht gelangen.

Die Wirkung der Trinkmenge bei Mann und Frau

Beim Mann beträgt der Flüssigkeitsanteil im Körper 70 %, bei der Frau 60 %. Die gleiche Trinkmenge wird also im Körper einer Frau deutlich weniger verdünnt als bei einem gleich schweren Mann. Bei gleicher Trinkmenge hat eine Frau ca. 15 % mehr Promille als ein Mann von gleichem Gewicht.

Bei gleicher Trinkmenge reinen Alkohols hängt die abschließend gemessene Blutalkoholkonzentration ab
- vom Körpergewicht,
- vom Geschlecht, d.h. genauer gesagt, von der Art des Körperbaus. Ein fettleibiger Mann wird einen ähnlich geringen Wasseranteil besitzen wie eine Frau, und umgekehrt wird eine sehr schlanke, »knabenhaft« gebaute Frau eher einem durchschnittlichen Manne gleichen.

Auf die Blutalkoholkonzentration haben - entgegen weitverbreiteten Gerüchten - keinen, oder nur einen vernachlässigbar bzw. sehr geringen Einfluß:
- die Körpergröße,
- die Trinkgewöhnung (sie spielt allerdings eine sehr große Rolle bei der Wirkung einer bestimmten Alkoholmenge),
- die Tätigkeit während des Trinkens (beim Arbeiten wird der Alkohol nicht wieder ausgeschwitzt),

- die eventuelle vorherige Nahrungsaufnahme,
- die gleichzeitige Medikamenteneinnahme (Medikamente können die Wirkung von Alkohol zum Teil sogar drastisch verstärken).

Der Abbau des Alkohols im Körper

Der aufgenommene Alkohol wird zu 90 % durch die Leber abgebaut, der Rest verteilt sich auf Schweiß (1 %), Lunge (5 %) und Niere (4 %). Der Körper baut pro Stunde ca. 8 g reinen Alkohol ab, das entspricht ca. 0,15 Promille. Das wiederum ist in etwa der Alkoholgehalt eines Standardglases. Ein Standardglas ist 0,25 l Bier, 0,1 l Sekt oder Wein und 0,02 l Schnaps. In Bayern ist ein Standardglas doppelt so groß. Für eine Person von durchschnittlichem Körpergewicht (einen 75 kg schweren Mann) errechnen sich pro Standardglas (8g reiner Alkohol) ca. 0,15 Promille BAK.
Wenn Sie die obige Faustformel auf größere Mengen Alkohol anwenden wollen, dann müssen Sie natürlich berücksichtigen, daß der Alkoholabbau bereits gut eine Viertelstunde nach dem ersten Schluck beginnt. Bei einem in Gesellschaft üblichen Trinktempo dürfen Sie - wenn Sie den jeweiligen Abbau schon einkalkulieren - ca. 0,1 Promille für das Standardglas rechnen. Für 2,0 Promille braucht demzufolge ein normal gebauter Mann, der nicht zu hastig trinkt, immerhin
- 20 Gläser Bier à 0,25 l, entsprechend 10 halbe Krüge oder
- 8 Viertelgläser Wein (knapp drei Flaschen Wein à 0,7l) oder
- 20 Schnäpse à 0,02 l (gut eine halbe Flasche Schnaps).

Der Alkoholrausch

Wie bei jedem Gift (sagen wir besser: wie bei allen organisch wirksamen Stoffen) hängt auch beim Alkohol die Wirkung auf den Organismus sehr stark von der jeweils aufgenommenen Dosis und von der Gewöhnung an den jeweiligen Giftstoff ab. Wer z.B. - Sie kennen das vielleicht vom Krimi her - längere Zeit Arsen in langsam, aber stetig sich steigernder Dosierung zu sich nimmt, wird schließlich irgendwann in der Lage sein, seinem Opfer eine tödliche Dosis ins Essen zu mischen und dabei selber unbesorgt von dem Gericht mitzuessen.

Gewöhnung an den Alkohol

Eine Blutalkoholkonzentration von ca. 1,30 Promille wird bei einem nicht alkoholgewöhnten Menschen bereits eine verheerende Wirkung haben:
- Er wird Schwierigkeiten haben zu stehen.
- Das Gehen wird ihm zu einem unlösbaren Problem.

- Das Sprechen ist längst in ein unverständliches Lallen übergegangen.
- Kurz: Er wird in einem bejammernswerten Zustand sein.

Trinkt dieser alkoholungewöhnte Mensch nun weiter - er wird schwerlich dazu in der Lage sein, da ihm vermutlich das Glas entgleitet -, aber nehmen wir es mal an: Trinkt dieser Mensch nun weiter, nähert er sich der Grenze von zwei Promille, dann wird er ziemlich rasch in einen bedenklichen, ja lebensbedrohenden Zustand kommen. Tödliche Alkoholvergiftungen sind - wohlgemerkt: bei erwachsenen Personen- ab 2,0 Promille in der Medizin bekannt.
Ganz anders liegen hingegen die Dinge bei einem Menschen, der sich durch beharrliches »Training«, also durch mehr oder weniger allmähliche Dosissteigerung in die »Leistungsklasse der Trinker« emporgearbeitet hat. Dieser Mensch ist mit 2,0 Promille durchaus noch handlungsfähig, er kann z.B. in diesem Zustand ein Kraftfahrzeug führen. Er wird nicht mehr sehr gut, geschweige denn sicher fahren, aber allein die Tatsache, daß er einen Wagen noch von der Stelle bewegen kann - auskuppeln, Gang einlegen, einkuppeln - belegt eine ganz überdurchschnittliche Alkoholgewöhnung.

Was bedeuten 1,70 Promille wirklich?

Zwischen der Blutalkoholkonzentration und der möglichen Ausprägung eines Rausches besteht also kein allgemeingültiger Zusammenhang. 1,70 Promille bedeuten für den einen eine subjektiv kaum wahrnehmbare Wirkung, während sie bei dem anderen zu einem Vollrausch (vielleicht zu einer schweren Alkoholvergiftung) führen können.

Die Wirkung des Alkohols im Straßenverkehr

Alkohol verändert uns in vielerlei Hinsicht. Diese Veränderungen beginnen bereits bei einer geringen Dosis (einem Glas) und nehmen mit fortschreitender Alkoholisierung sehr stark zu.

Alkohol verändert die Wahrnehmung

- Die Blendempfindlichkeit des Auges ist herabgesetzt, weil sich die Pupille bei plötzlichem Lichteinfall (entgegenkommende Scheinwerfer) zu langsam schließt. Da die meisten Alkoholfahrten nachts stattfinden, können Sie sich ausmalen, was das für die Verkehrssicherheit bedeutet.

- Die Entfernungsschätzung wird unzuverlässig, weil die Augenlinse unter Alkoholeinfluß nicht mehr so schnell von nah auf fern und umgekehrt schalten kann. Das hat zur Folge, daß der alkoholisierte Kraftfahrer häufig zu dicht auffährt.
- Die Geschwindigkeitsschätzung wird unzuverlässig, da unser Hirn (ganz automatisch) die Geschwindigkeit aus der wahrgenommenen Entfernungsveränderung und der verstrichenen Zeit errechnet.
- Das Blickfeld wird eingeengt, der sogenannte »Tunnelblick« tritt auf; d. h., wir sehen zwar noch das, was direkt vor uns liegt, Informationen von den Rändern (Fußgänger, seitlich auf uns zukommende Fahrzeuge) kommen aber sehr viel schlechter an.

Alkohol verändert die Informationsverarbeitung

Unter Alkoholeinfluß dauert es wesentlich länger, bis ein wahrgenommener Sachverhalt als Gefahr erkannt wird.

Alkohol verändert die Handlungsfähigkeit

- Die Reaktionsgeschwindigkeit verlangsamt sich bereits bei kleinen Mengen, der Effekt verstärkt sich drastisch bei höheren Mengen. Das heißt, es dauert erheblich länger, bis auf die Wahrnehmung der Gefahr eine Reaktion erfolgt.
- Die sichere Ausführung der notwendigen Reaktion ist - wenn sie dann schließlich erfolgt - erheblich schlechter, Betrunkene bremsen z. B. deutlich härter, lenken ruckartiger, tun sich sehr schwer mit sinnvollem Gegensteuern.

Alkohol verändert das Denken

- Unter Alkoholeinfluß werden wir entspannter und enthemmter, was angenehm und durchaus erwünscht sein kann. Aber wir werden auch leichtsinniger, wagemutiger. Das Selbstvertrauen steigt scheinbar. Daraus ergibt sich eine sehr gefährliche Kombination: Erhöhtes Selbstbewußtsein bei herabgesetzter Leistungsfähigkeit führt dazu, daß ich zwar einerseits schlechter fahre als normalerweise, mir aber andererseits mehr zutraue.

Die Folgen größeren Alkoholkonsums

Wie dramatisch die durch größeren Alkoholkonsum ausgelösten Veränderungen wirklich sind, machen Sie sich vielleicht am besten klar, indem Sie sich vorstellen, wie Ihnen zumute wäre, wenn sich ein Alkoholrauschzustand bei Ihnen einstellt, ohne daß Ihnen der vorausgegangene Alkoholgenuß bewußt geworden wäre. Sie müßten annehmen, Sie wären - psychisch und körperlich - sehr schwer erkrankt.

Der Einfluß der Alkoholgewöhnung auf die Fahrtüchtigkeit

Wir hatten vorhin gehört, daß die Alkoholgewöhnung - also die vorangegangene Übung im Trinken - einen erheblichen Einfluß auf die Alkoholverträglichkeit hat. Wenn das stimmt (und es stimmt), dann müßte es doch auch enorme Unterschiede in bezug auf die Fahrtüchtigkeit geben. Kann man also so einfach, wie es der Gesetzgeber praktiziert, die 1,30 Promille eines geübten Oft- und Vieltrinkers mit denselben 1,30 Promille eines Anfängers vergleichen?

Die Alkoholverträglichkeit des »Geübten«

Man kann es eigentlich nicht, letztlich aber doch. Die größere Alkoholverträglichkeit des Geübten erstreckt sich nämlich nur auf relativ einfache, wenig koordinierte Verrichtungen, wie Stehen, Gehen oder Reden. Das Autofahren hingegen ist ein sehr viel komplizierterer Vorgang, auch wenn uns das in der täglichen Routine kaum noch bewußt wird.

Denken Sie nur mal an die allerersten Kilometer, die Sie damals in der Fahrschule oder beim Schwarzfahren mit dem Vater auf dem Feldweg zurückgelegt haben. Eine Tätigkeit wie z. B. das Autofahren wird selbst unter mäßigem Alkoholeinfluß auch vom Alkoholgewöhnten schlechter gemeistert als normalerweise.

Was ist ein Alkoholiker?

Die zuverlässige begriffliche Abgrenzung eines Alkoholikers von einem nicht abhängigen Vieltrinker ist sehr schwierig, die Grenze ist vielmehr fließend. Der Alkoholiker unterscheidet sich nicht in erster Linie durch die regelmäßig oder zu bestimmten Anlässen von ihm genossenen Mengen vom Vieltrinker, sondern durch die Art und Weise, wie er mit dem Alkohol umgeht (bzw. eben nicht umgeht, sondern dem Alkohol ausgeliefert ist).

Ein Alkoholiker ist auf jeden Fall, wer ohne körperliche oder seelische Beschwerden auf Alkohol nicht verzichten kann.
Ein Alkoholiker ist vielleicht,
- wer sich schwer tut, nach einer bestimmten Menge aufzuhören, wenn er einmal angefangen hat,
- wer durch Alkoholmißbrauch große körperliche, seelische oder soziale Probleme bekommt und trotzdem nicht aufhören kann, Alkohol in größeren Mengen zu trinken.

Kein Alkohol am Tag der MPU

Nebenbei bemerkt: Am Tag der MPU sollten Sie auf jeden Fall die Finger von Alkohol in jeglicher Form und Menge lassen, selbst das kleine Bier zum Mittagessen ist tabu. Jede Begutachtungsstelle für Fahreignung verfügt über Alkomaten, also Geräte zur Messung der Atem-Alkohol-Konzentration. Manche Begutachtungsstellen lassen bei Verdacht blasen (Fahne, unsicherer Gang, Sprechschwierigkeiten), bei anderen ist jeder dran, wieder andere bevorzugen zufällige Stichproben, nach dem Motto: Wenn ein Mensch sich nicht einmal an so einem Tag zusammenreißen kann...

Die Auswertung der Vorinformationen

Fangen wir gleich mit der wichtigsten Information an, jenem Punkt nämlich, an dem sich erfahrungsgemäß Streit zwischen Psychologen und Probanden bzw. deren Rechtsanwälten entzündet.

Blutalkoholkonzentration bei der Trunkenheitsfahrt

Ihre Blutalkoholkonzentration bei der Trunkenheitsfahrt (oder bei einer der Trunkenheitsfahrten oder bei allen) war ungewöhnlich hoch - d.h., sie lag über 1,60 Promille -, und Sie waren dennoch in der Lage, ein Kraftfahrzeug zu führen. Sie sind vielleicht nicht sehr gut gefahren, aber Sie haben Ihr Auto noch von der Stelle gebracht.
Wenn Sie sich vor Augen führen, was wir im vorigen Kapitel gesagt haben, darüber hinaus bedenken, daß ein durchschnittlicher, sprich mäßiger Alkoholkonsument spätestens ab 1,30 Promille einen enormen Rausch mit erheblichen Ausfallserscheinungen hat, dann mag Ihnen einleuchten, daß der Psychologe aus solch ungewöhnlich hoher Blutalkoholkonzentration schließen muß, daß Sie sehr stark alkohol-

verträglich sind. Genau genommen kann er daraus nur schließen, daß Sie zum Zeitpunkt der Trunkenheitsfahrt sehr stark alkoholverträglich waren. Hohe Alkoholverträglichkeit heißt aber hohe Alkoholgewöhnung, und hohe Alkoholgewöhnung wiederum setzt Training voraus. Das Trinken größerer Mengen von Alkohol vor Ihrer Fahrt kann also kein einmaliger »Ausrutscher« gewesen sein. Die hohe Alkoholisierung bei der Trunkenheitsfahrt war ganz sicher kein dummer Zufall, sondern vielmehr das Ergebnis eines problematischen Verhältnisses zum Alkohol - vorsichtig ausgedrückt.

Was heißt »hohe Alkoholverträglichkeit«?

Diese sogenannte »Gewöhnungshypothese« ist das Kernstück aller Überlegungen und Schlüsse des Psychologen. Kein Psychologe, kein Arzt noch sonst ein Mensch, der gründlichere Erfahrungen auf dem Gebiet der Alkoholwirkungen hat, wird es Ihnen abnehmen, daß Sie ohne vorangegangene intensive Übung in der Lage gewesen sein sollen, mit zwei Promille oder mehr noch relativ sicher auf den Beinen zu stehen.

Wenn Sie einige Seiten zurückblättern und dann für sich ausrechnen, wieviel Ihres Lieblingsgetränks Sie brauchen, um im Lauf eines längeren Abends auf zwei Promille zu kommen, dann wird Ihnen vielleicht noch etwas klar. Stellen wir uns einen Menschen vor, der gewohnheitsmäßig nur selten Alkohol trinkt und auch dann nur mäßig. Diese Versuchsperson wird selbst in Ausnahmesituationen kaum auf die Idee kommen, derart viel Alkohol zu sich zu nehmen. Und käme sie dennoch auf die Idee, so hätte sie ihre liebe Not, diese enorme Menge auch »im Leib zu behalten«. Der Körper würde sich ohne entsprechende Gewöhnung heftig gegen diese »Überschwemmung« mit einem Giftstoff wehren, unsere erdachte Versuchsperson würde sich heftig übergeben müssen. Sie wäre nur sehr schwer in der Lage, sich an die Zwei-Promille-Grenze auch nur heranzutrinken.

Was bedeutet »geringe Alkoholverträglichkeit«?

Anzahl der Trunkenheitsfahrten

Wenn ein Kraftfahrer (eventuell sogar mehrfach) mit Trunkenheit im Verkehr rückfällig geworden ist, so kann man daraus schließen, daß seine Beziehung zum Alkohol im Lauf der Zeit so eng und innig geworden ist, daß er aufgrund dieser Alkoholproblematik selbst aus den schmerzhaften Erfahrungen der vergangenen Delikte (Geldstrafe, Führerscheinentzug, eventuell Arbeitsplatzverlust durch den Führerscheinentzug) nicht so weitreichende Schlüsse ziehen konnte, den

Alkohol am Steuer zu meiden wie die Pest. Letztlich ist - wenn man es ganz kühl betrachtet - in einem solchen Fall der Alkohol, d. h. die Lust am Alkohol, stärker gewesen als jede Vernunft und alle Angst vor erneuter Strafe.
Erinnern wir uns an unseren Definitionsversuch des Begriffs »Alkoholiker«: »Wahrscheinlich Alkoholiker ist, wer durch den Alkohol große körperliche, seelische oder soziale Probleme bekommt und trotzdem nicht aufhören kann zu trinken.« Ein solches »großes soziales Problem« ist natürlich der Führerscheinverlust mit all seinen Folgen. Ein rückfälliger Trunkenheitsfahrer muß kein Alkoholiker sein, aber die Wahrscheinlichkeit, daß er es doch ist, ist in den Augen der Gutachter sehr hoch. Im übrigen ist die Rückfallhäufigkeit für die Prognose weiterer Rückfälle noch wichtiger als die Höhe der Promille.

Der Abstand zwischen mehreren Trunkenheitsfahrten

Großer zeitlicher Abstand

Liegen zwischen zwei aktenkundig gewordenen Trunkenheitsfahrten z. B. 15 Jahre, so kann man dem Betreffenden immerhin noch zugute halten, daß die erste Strafe schon lange zurückliegt, der Eindruck, den sie damals auf ihn gemacht hat, schon weitgehend verblaßt ist.

Geringer zeitlicher Abstand

Ganz anders und ohne jedes Hintertürchen ist der Fall, wenn zwischen Führerschein-Wiedererteilung und Alkoholrückfall lediglich eine kurze Zeit, sagen wir zwei oder drei Jahre vergangen ist. Aus einem derart schnellen Rückfall läßt sich im Prinzip also dasselbe schließen wie aus einem häufigen Rückfall. Kommen schnelle und häufige Rückfälle bei einer Person zusammen, so ist der Verdacht auf ein ganz schweres Alkoholproblem noch zusätzlich erhärtet.

Die ungewöhnliche Tageszeit der Trunkenheitsfahrt

Wer nicht gerade ein sehr unbürgerliches, bohemehaftes Leben führt, wird aus naheliegenden Gründen seinen Alkoholkonsum wohl auf die Abend- und Nachtstunden konzentrieren. Selbst Schichtarbeiter machen hier nur eine kleine Ausnahme, denn auch sie leben in der Regel nicht für sich allein, auch sie nehmen am sonstigen Leben teil, und ein Schichtarbeiter wird um 10 Uhr vormittags kaum eine gesellige Veranstaltung mit Alkoholverführung auftun. Auch er wird also - wenn überhaupt - erst nach 20 Uhr alkoholische Getränke zu sich nehmen.

Wenn Ihre Trunkenheitsfahrt (mit erheblichen Promillewerten) bereits am Nachmittag oder am frühen Abend stattgefunden hat, dann heißt das, daß Sie schon zu ungewöhnlich früher Stunde ungewöhnlich viel Alkohol zu sich genommen haben. Kommt dann hinzu, daß die Trunkenheitsfahrt ohne besonderen äußeren Anlaß (Fest o. ä.) stattgefunden hat, so wird der Psychologe - wenn er nicht massiv entlastende Zusatzinformationen bekommt - auf ganz abnorme Trinkgewohnheiten schließen müssen.

Das Lebensalter des Probanden

Sind Sie z. B. noch sehr jung (unter 25 etwa), haben Sie den Führerschein vielleicht erst kurze Zeit vor der Trunkenheitsfahrt gemacht, so wird auch dies zu einem Argument gegen Sie. Wer schon früh beginnt, Alkoholmißbrauch zu betreiben, wer sich auch schon früh das alkoholisierte Fahren »angewöhnt«, der ist nach der statistischen Wahrscheinlichkeit einer extrem rückfallgefährdeten Gruppe zuzurechnen. Die Chancen für ein positives Gutachten stehen in solchen Fällen schlecht.

Zusätzliche Delikte

Unfallflucht nach einer Trunkenheitsfahrt

Sind sie neben Trunkenheit im Verkehr auch noch wegen Unfallflucht verurteilt, so wird der Psychologe nur zu sehr geneigt sein, auch dieses Vergehen als verdeckte Trunkenheitstat anzusehen. Die Statistik gibt ihm recht, bei ca. drei Viertel aller später aufgeklärten Unfallfluchten stellt sich Alkohokonsum als Grund für das Verschwinden des Unfallbeteiligten heraus. Kommt bei Ihnen noch Fahren ohne Fahrerlaubnis unter Alkoholeinfluß dazu, so wird der Psychologe leider kaum noch davon abzubringen sein, Sie für einen Alkoholiker, dem sämtliche Sicherungen durchgebrannt sind, zu halten.

Rückfall trotz eines Nachschulungskurses

Hatten Sie schon einmal einen Nachschulungskurs für alkoholauffällige Kraftfahrer besucht, sind nach diesem Kursbesuch jetzt aber wieder rückfällig geworden, dann haben Sie bei Ihrer ersten MPU nach dem

Gute Argumente für den Psychologen

Rückfall - man muß es sagen - sehr schlechte Erfolgsaussichten. Wenn Sie dem Psychologen nicht sehr gute Argumente liefern (z. B. eine zwischenzeitlich erfolgreich beendete Alkoholtherapie mit mindestens einjähriger Abstinenz danach), dann sieht es für Sie zunächst einmal recht düster aus. Man wird Sie zappeln lassen, vermutlich noch (mindestens) ein weiteres Jahr. Stellen Sie sich also darauf ein, daß die erste MPU nach dem letzten Delikt erfolglos bleibt, daß auch die zweite - ein Jahr danach - noch mit hoher Unsicherheit belastet ist. Denn eine Fahrt unter Alkoholeinfluß nach einem Kurs ist in den Augen eines MPU-Gutachters die »Todsünde schlechthin«.

Die Informationen aus den Akten über Sie sind für den Psychologen sehr aufschlußreich. Er kann daraus weitreichende Schlüsse ziehen; stellen Sie sich darauf ein. Streiten Sie keine Sachverhalte ab, von denen der Psychologe weiß - nicht nur vermutet -, daß sie bei Ihnen konkret existieren.

Die Fragen des Psychologen

Neben Fragen allgemeiner Art - der Psychologe will ja ein bißchen von Ihrem persönlichen Hintergrund kennenlernen - werden Sie mit hoher Wahrscheinlichkeit in einem psychologischen Untersuchungsgespräch im Rahmen der MPU sinngemäß zumindest mit den folgenden Fragen rechnen müssen.

Fragen zu dem Delikt (den Delikten):

- Wie ist Ihr Alkoholdelikt damals verlaufen?
- Wie kam es, daß Sie damals so viel Alkohol tranken?
- Was war der Grund, warum Sie noch mit dem Auto (oder Motorrad oder...) fuhren?
- In welchem Zustand (in bezug auf Alkohol) waren Sie, als Sie losfuhren?
  Haben Sie nichts gemerkt? Waren Sie stockbesoffen oder lagen Sie irgendwo dazwischen?
- Wie lange war Ihr Heimweg, d. h., wie weit wollten Sie fahren?
- Wie weit sind Sie tatsächlich gefahren, ehe Sie von der Polizei aufgehalten wurden bzw. bevor der Unfall passierte?

Fragen zu Ihrer »Trinkgeschichte«

- Wann haben Sie zum ersten Mal Alkohol getrunken?
- Gab es in Ihrem Leben »Spitzenzeiten« in bezug auf Alkohol?
- Gibt es einen Zusammenhang zwischen diesen Zeiten erhöhten Alkoholkonsums und bestimmten Ereignissen in Ihrem Leben?
- Wie war Ihr Trinkverhalten vor allem in der Zeit vor dem (letzten) Trunkenheitsdelikt?

Fragen nach eventuellen Änderungen gegenüber früher:
- Wie ist Ihr Trinkverhalten heute?
- Und - falls sich etwas geändert hat - wie lange besteht das neue Trinkverhalten bereits?
- Gab es Probleme bei der Umstellung?
- Welche Probleme gab es, wie wurden sie überwunden und wann?

Fragen zur selbstkritischen Betrachtung:
- Sehen Sie einen Zusammenhang zwischen erhöhtem Alkoholkonsum und bestimmten Lebensabschnitten?
- Wie sehen Sie selbst Ihr früheres/jetziges Verhalten dem Alkohol gegenüber?

Einige dieser Fragen kommen Ihnen sehr wahrscheinlich bekannt vor. Sie standen auch schon in unserer Liste der Fragen aus den psychologischen Fragebögen.
Selbstverständlich ist diese Aufzählung weder vollständig, noch können Sie damit rechnen, daß die genannten Themen auch tatsächlich zur Sprache kommen. Jeder Gutachter hat andere Lieblingsfragen, die er fast immer stellt, wieder andere, die er meistens ignoriert.

Beim Gespräch kommt es nur auf Sie an

Darüber hinaus haben wir oben schon gesehen, daß es bei dieser Art von Gespräch ganz erheblich auf Sie ankommt. Es wird Sie deshalb kaum verwundern, jetzt zu erfahren, daß Ihnen niemand zuverlässig sagen kann, dieses oder jenes Thema käme zwingenderweise auf Sie zu, andere Aspekte dagegen würden überhaupt nicht beleuchtet. Selbst »Standardthemen«, deren Behandlung man unbedingt vermuten würde (die auch tatsächlich fast immer angesprochen werden, z. B. die Frage nach dem Delikt), werden in manchen Fällen nicht berücksichtigt, wenn die entsprechenden Voraussetzungen gegeben sind.
Ein schematisches »Antworten-Lernen« wird Ihnen also nicht allzuviel nützen. Sehr viel besser ist es, sich eine große, allgemeine Linie

zurechtzulegen, aus der sich die jeweiligen Antworten ganz zwanglos von selbst ergeben.

Die Bedeutung dieser Fragen und der Antworten

Eine der Hauptbeschäftigungen eines MPU-Psychologen besteht - leider - darin, dem vor ihm sitzenden Probanden das Eingeständnis zu entlocken, daß er früher, also zumindest zur Zeit seines Trunkenheitsdeliktes in erhöhtem Maß Alkohol konsumiert hat. Die meisten sperren sich ganz erheblich dagegen, manche leugnen sogar ganz strikt, vor und/oder nach einer Trunkenheitsfahrt Alkohol getrunken zu haben; viele steuern einen gemäßigteren Kurs, gelegentlich ein Glas Bier gestehen sie ein, aber mehr waren es - außer an dem einen Tag - nie. Einige geben auch, trotz der gemessenen 2,6 Promille, für die Stunden vor der Fahrt nur zwei oder drei, vielleicht vier Glas Bier an.
Die Widersprüche erklären diese Probanden dann gerne damit,
- daß man ihnen Schnaps ins Bier geschüttet haben müsse,
- daß sie an dem Tag Tabletten genommen hätten und deswegen sei der Promillewert trotz geringen Alkoholkonsums so hoch gewesen,
- daß sie wenig gegessen hätten und deswegen sei der Promillewert trotz... (wir hatten das schon),
- daß sie einfach von Natur aus viel Alkohol vertrügen,
- daß sie deswegen noch hätten fahren können, weil sie Autofahren noch im Schlaf beherrschten.

Wir wissen inzwischen, daß so eine Darstellung Unfug ist, der Psychologe weiß es auch.
- Die »Schnapstheorie« funktioniert nur dann, wenn man eine so ungeheure Schnapsmenge annähme, daß noch ein extrem Betrunkener sie rausgeschmeckt hätte.
- Tabletten können zwar die Wirkung von Alkohol erheblich verstärken, der Promillewert verändert sich dadurch jedoch nicht. Nur eine bestimmte Menge Alkohol kann einen bestimmten Promillewert verursachen, sonst nichts. Kommen Tabletten dazu, dann wird eben das eine Promille zur kleinen oder großen Katastrophe.

Tabletten und Alkohol

- Viel oder wenig essen hat einen relativ geringen Einfluß auf die Höhe der Blutalkoholkonzentration.
- Gewisse Unterschiede in bezug auf die Alkoholverträglichkeit sind angeboren. So haben z. B. sehr viele Asiaten eine deutlich geringere

Grund-Alkoholverträglichkeit als die meisten Europäer. Ähnlich gibt es auch unter den Europäern gewisse Unterschiede. Diese angeborene, erhöhte Alkoholverträglichkeit ist allerdings immer noch sehr gering. Eine Steigerung der Verträglichkeit über - sagen wir mal - ein halbes Promille hinaus ist nur durch Übung zu erreichen. Und »Naturtalente« für zwei Promille gibt es schon überhaupt nicht.
- Wer keinen Alkohol gewöhnt ist, der kann mit zwei Promille auch dann kein Auto mehr steuern, wenn er hauptberuflich Testfahrer oder Rallye-Weltmeister ist.

Der Psychologe, der genau weiß, daß all dies nur Unsinn und Selbstentlastung sein kann, muß sich das alles anhören. Er möchte aber gerne mit dem Probanden ein vernünftiges Gespräch über seine wahre - und das heißt immer problematische - Beziehung zum Alkohol führen. Dazu gehört, daß die Fakten offen auf dem Tisch liegen.

Was will der Psychologe herausfinden?

Indem der Psychologe sich manchmal recht ausführlich mit dem Ablauf des Delikts und dessen Rahmenbedingungen beschäftigt, versucht er, die verharmlosende Darstellung des Probanden zu widerlegen. Wem zu widerlegen? Zunächst dem Probanden gegenüber, damit dieser doch noch zu einem fruchtbaren Gespräch findet. Klappt das nicht, so dienen die auf diese Weise gewonnenen Informationen dem Psychologen dazu, ein negatives Gutachten zu begründen.
So zielen seine Fragen also auf die für das Gespräch entscheidenden Informationen ab:
Warum haben Sie damals so viel getrunken?
- War es ein Jahrhundertfest, eine tiefe Lebenskrise - eine Ausnahme also?
- Oder war es der ganz normale Freitagabend-Stammtisch, die übliche »Disco-Sause«?

War die Trunkenheitsfahrt ein dummer Zufall?
- Hat sich der Zwang zum Fahren erst nach zuviel genossenem Alkohol ergeben?
- Oder war von Anfang an klar, daß am Ende des »feuchten« Abends die Heimfahrt stehen wird?

Wie lang wäre Ihr Heimweg gewesen?
- Welches Risiko gingen Sie also bei der Abfahrt ein?

Wie weit sind Sie unfallfrei gekommen?
- Hat es nach wenigen Metern schon gekracht?
- Oder sind Sie von Hamburg-Altona nach Bremerhaven gekommen und dort erst wegen kaputter Rücklichter aufgefallen?

Wie fühlten Sie sich?
- Hatten Sie mit Ihren 2,4 Promille einen Vollrausch?
- Oder haben Sie »kaum etwas gemerkt«?

Einen Probanden, der von Anfang an die Karten auf den Tisch legt, der offen und freimütig von seiner früheren Alkoholproblematik berichtet, wird der Psychologe (der erfahrene Psychologe, sollte man vielleicht einschränken) nicht allzusehr mit Fragen nach dem Delikt belästigen. Nach Ihrer »Trinkgeschichte« fragt Sie der Psychologe zum einen deswegen, weil er abschätzen will,
- welche Rolle der Alkohol in Ihrem Leben bisher schon gespielt hat,
- ob erhöhter oder auffallend niedriger Alkoholkonsum von bestimmten Lebensabschnitten oder -phasen abhing,
- ob diese Phasen sich wiederholen oder nicht.

Sehen Sie selbst Ihr Trinkverhalten kritisch?

Andererseits interessiert ihn natürlich auch, inwieweit Sie in der Lage sind, auch die unangenehmen Seiten Ihrer Vergangenheit selbstkritisch und rückhaltlos zu schildern. Genau deshalb unternimmt der Psychologe seine manchmal verzweifelten Versuche, den Probanden doch noch zu einer selbstkritischen Stellungnahme anzuregen.
Ihr aktuelles Trinkverhalten ist für den Psychologen - logischerweise - sehr wichtig. Was Ihre Probleme bei der Umstellung von viel auf wenig (oder gar keinen) Alkohol betrifft, so möchte es der Psychologe hier schon etwas ausführlicher haben. Denn eins ist klar: Wenn Sie früher ziemlich viel getrunken haben, dann kann es für Sie nicht so ganz einfach gewesen sein, damit aufzuhören bzw. den Konsum deutlich einzuschränken. Jede Änderung von Gewohnheiten hat seine Tücken, das hat nicht unbedingt etwas mit Alkoholentzugserscheinungen zu tun.

Das Anliegen des Psychologen

Nachdem wir jetzt so viel von dem gehört haben, was man alles in der MPU nicht sagen oder tun sollte, drängt sich nun die Frage auf: Wofür interessiert sich der Psychologe letztlich?
Was verlangen die Leute, die seine Tätigkeit anscheinend für so wichtig halten, von ihm?
Erinnern Sie sich noch an den Vergleich zwischen Gerichtsverhandlung und MPU-Verfahren, den wir weiter vorne angestellt haben?

Daraus ergaben sich zwei wesentliche Unterschiede:
- Vor Gericht gelten Sie bis zum Beweis des Gegenteils als unschuldig, im Verwaltungsverfahren dagegen als ungeeignet.
- In der Gerichtsverhandlung trägt der Staatsanwalt die volle Beweislast, im Verwaltungsverfahren dagegen Sie.

Es gibt noch einen weiteren wichtigen Unterschied: Das Gericht interessiert sich in erster Linie für Ihre Vergangenheit, für das, was Sie (vielleicht) getan haben. Gegenwart und Zukunft sind allenfalls in der Weise interessant, daß Ihre jetzige Situation, Ihre künftigen Entwicklungschancen Einfluß auf das Strafmaß haben können (Freiheitsstrafe auf Bewährung bei günstiger Sozialprognose). Der MPU-Gutachter dagegen ist aufgefordert, eine Aussage über die Zukunft zu machen. Er soll die Wahrscheinlichkeit abschätzen, mit der Sie auch in absehbarer Zeit unter Alkoholeinfluß am Straßenverkehr teilnehmen werden. Die Betrachtung von Vergangenheit und Gegenwart ist ihm dabei nur ein Hilfsmittel.

Prognosen über zukünftiges Verhalten

Seine Aufgabe ist es nicht, Ihnen wegen Ihrer Vergangenheit, also konkret wegen Ihrer Trunkenheitsfahrt(en) Vorhaltungen moralischer Art zu machen. Tut er es dennoch, ist er ein schlechter - oder noch unerfahrener - MPU-Gutachter. Vorhaltungen sind in diesem Fall ja sinnlos:Was geschehen ist, das ist geschehen, niemand kann es mehr rückgängig machen. Die vom Gesetz dafür vorgesehene Strafe wurde lange Zeit vor der MPU bereits verhängt. Ginge man in erster Linie nach der Vergangenheit, dann müßten alle MPU-Gutachten negativ ausfallen, denn jeder, der zu einer MPU muß, hat eine belastete Vergangenheit. Der ausschließliche Blick auf die Vergangenheit ließe keinen Spielraum mehr für Unterscheidungen. Die ganze MPU wäre sinnlos. So gesehen - also juristisch oder moralisch - ist die Vergangenheit für Sie (und damit auch für den MPU-Gutachter) vorbei.

Die Auseinandersetzung mit der Vergangenheit

Das Erkennen der Ursachen

Wenn der Psychologe Sie bezüglich Ihrer Vergangenheit in ein hartes Verhör nimmt, so deswegen, um mit Ihnen zusammen möglichst klar herauszuarbeiten, was damals schiefgelaufen ist, so daß es zur Trunkenheitsfahrt kam. Nur wenn Sie so schonungslos wie möglich die tieferen Ursachen Ihrer Trunkenheitsfahrt erkennen, haben Sie eine reelle Chance, für die Zukunft eine solche Erfahrung auszuschließen.

Denn psychologisch gesehen ist Ihre Vergangenheit noch sehr lebendig, psychologisch gesehen stirbt die Vergangenheit niemals, sie verblaßt allenfalls im Lauf langer Zeit allmählich. Der Volksmund kennt den Spruch: »Selbsterkenntnis ist der erste Weg zur Besserung«, die Psychoanalyse formuliert es so: »Wer seine Vergangenheit nicht kennt, ist dazu verurteilt, sie zu wiederholen.«
Wer mit Alkohol am Steuer erwischt worden ist und sich nun rechtschaffen dafür geniert, der neigt oft dazu, in dieser einen polizeilich entdeckten und gerichtlich verfolgten Trunkenheitsfahrt die Folge einer Kette von unglücklichen Zufällen zu sehen.

- Hätte damals Hein Petersen, der »Schnapskopf«, nicht im »Krug« gesessen, wären es nicht so viele Bier und Korn bei mir geworden.
- Wäre damals meine Frau nicht krank gewesen, hätte sie mich abholen können.
- Hätte es damals nicht so fürchterlich gegossen, wäre ich die zwei Kilometer auch zu Fuß gegangen.

Und schließlich:

- Hätte das rechte Rücklicht gebrannt, so hätte die Polizei mich nicht angehalten.

Woraus folgt:

- Wäre nur eine von diesen vier Bedingungen anders gewesen, dann hätte ich heute meinen Führerschein noch und wäre nicht zu einer MPU vorgeladen.

Aber beantworten Sie sich die folgenden Fragen einmal ehrlich:

- Wie oft waren Sie schon am Samstagabend, sagen wir mal, in »feuchtfröhlicher Stimmung«?
- Wie oft sind Sie vorher schon »mit dichter Ladung« vom »Krug« weggefahren? (Und es saß nicht ausgerechnet Hein Petersen, der »Schnapskopf«, dort.)
- Wie oft haben Sie Ihre Frau nicht angerufen, obwohl es nötig gewesen wäre? (Und sie war nicht krank.)
- Wie oft schon sind Sie die zwei Kilometer nicht zu Fuß nach Hause gegangen, obwohl es nicht geregnet hat?
- Die wievielte Trunkenheitsfahrt war das wirklich, als man Sie beim letzten Mal erwischt hat?

Daß man Sie an genau diesem Tag unter genau diesen Umständen ertappt hat, war bestimmt ein dummer, unglücklicher Zufall; eine kleine Änderung im Ablauf dieses Tages und Ihr Führerschein wäre

Ihnen nicht genommen worden. Aber: Wenn Sie vorhin ehrlich waren, werden Sie sehr wahrscheinlich entdeckt haben, daß Ihr Führerschein schon lange in Gefahr war, daß Ihr Führerscheinentzug damals im Grunde genommen längst »fällig« war. Denken Sie daran, was wir in einem früheren Kapitel gesagt haben: Auf jede gerichtlich bestrafte Trunkenheitsfahrt kommen ca. 600 unentdeckte.

> Hinter dem Trinken steckt - ebenso wie hinter dem Betrunken-Fahren - System. Ein Zwei-Promille-Fahrer kann unmöglich an diesem einen und einzigen Tag seines Lebens - ganz ausnahmsweise - soviel getrunken haben. Seine Hochleistung - Autofahren mit zwei Promille ist eine Hochleistung - setzt vielmehr intensives, länger andauerndes »Training« voraus.

Der tägliche Umgang mit dem Alkohol ist entscheidend

Ihr Führerscheinentzug hat seine letzte Ursache nicht in diesem einen und einzigen Tag Ihres Lebens, sondern in Ihrer Art zu leben, zu trinken, mit Schwips und Rausch umzugehen. Auch bei Ihnen war diese eine - entdeckte - Trunkenheitsfahrt nicht nur ein dummer Zufall, sondern das Ergebnis einer langen Kette von falschen, d.h. falsch »gelernten« Verhaltensweisen.

Die Tatsache, daß die wahre Ursache tiefer liegt, ist auch der Grund, warum Ihr guter Wille alleine auf Dauer nicht ausreichen kann, eine neuerliche Trunkenheitsfahrt zu vermeiden.

Und genau deswegen interessiert sich der Psychologe so für Ihre Vergangenheit, obwohl ihm eigentlich nur an der Zukunft liegt. Genau das ist auch der Grund, warum man die »dicken Fische«, also die Zwei-Promille-Fahrer, überhaupt zur MPU schickt und warum die Einskommaeins-Promille-Sünder verschont bleiben.

Erinnern Sie sich noch an die Bemerkung des Verkehrspsychologen über den »trinkenden Fahrer« und den »fahrenden Trinker«?

»Wer mit 0,8 Promille Auto fährt, ist ein trinkender Fahrer, wer sich ab 1,6 Promille noch hinters Steuer setzen kann, muß dagegen ein fahrender Trinker sein.« Diese Bemerkung ist so hart, wie sie wahr ist.

Der Psychologe sucht nach Verhaltensänderungen

Daß Sie früher, d. h. zum Zeitpunkt Ihrer Trunkenheitsfahrt und geraume Zeit davor, mit Alkohol unkontrolliert umgegangen sind, weiß der Psychologe also. Er kann es auf die beschriebene Art und Weise aus

den Vorinformationen über Sie schließen. Das ist vielleicht nicht angenehm für Sie. Im übrigen ist es für niemanden angenehm, wenn er durchschaut wird.
Daß Sie früher mit Alkohol Ihre Schwierigkeiten hatten, regt den MPU-Psychologen andererseits aber auch nicht sonderlich auf, er setzt es als selbstverständlich voraus. Ansonsten wären Sie nämlich gar nicht zu einer MPU erschienen. Das ist für Sie wiederum angenehm, es eröffnet Ihnen Chancen.

Alkoholkonsum und Gutachten

Würde Ihr früherer unkontrollierter Alkoholkonsum negativ zu Buche schlagen, dann würde jeder MPU-Kandidat durchfallen, dürfte kein Zwei-Promille-Fahrer jemals wieder den Führerschein erhalten. Eine MPU wäre dann unsinnig, weil sich ein MPU-Proband, der ein positives Gutachten nach Hause trägt, in bezug auf seine Vergangenheit nicht von einem Probanden unterscheidet, der ein negatives Gutachten bekommt.
Wodurch also - die Frage drängt sich auf - unterscheidet sich nun der »gute Proband« (mit positivem Gutachten) vom »schlechten Probanden«, der außen vor bleibt?
Wenn es die Vergangenheit nicht ist, kann es eigentlich nur die Gegenwart und - daraus folgend - die wahrscheinliche Zukunft sein.

Die Kernfrage: Hat sich seit der letzten Fahrt unter Alkohol bei Ihnen etwas geändert?

Der Psychologe bei der MPU betreibt nämlich eine sogenannte »Veränderungsdiagnostik«. Er soll herausfinden, ob sich beim Probanden, d. h. bei Ihnen, bezüglich des Umgangs mit Alkohol seit der (letzten) Trunkenheitsfahrt etwas verändert hat und wenn ja, in welche Richtung diese Veränderung ging, wie tiefgreifend sie ist und - nicht zuletzt - wie lange diese Veränderung schon besteht. Aus der Summe dieser Informationen über Vergangenheit und Gegenwart kann der Psychologe dann Schlüsse auf die wahrscheinliche Entwicklung in der Zukunft ziehen.
Solange sich in bezug auf Alkohol im speziellen und in bezug auf die Lebensführung im allgemeinen nichts geändert hat, bleibt die Gefahr neuerlichen Alkoholmißbrauchs bestehen. Und solange weiterhin »Alkohol in mißbräuchlicher Weise konsumiert« wird, kann es auf längere Sicht nicht funktionieren, Trinken und Fahren säuberlich zu trennen.

> Ihre Alkoholvergangenheit ist dem Psychologen im großen und ganzen bekannt. Der Psychologe hält Ihnen diese Vergangenheit nicht vor. Er sucht vielmehr nach - möglichst weitgehenden - Veränderungen zwischen gestern und heute. Das positive Heute soll sich vom negativen Gestern möglichst »strahlend« und

kontrastreich abheben. Dieser Kontrast ist dementsprechend schwächer und weniger wirkungsvoll, wenn Sie Ihre Vergangenheit in gar zu hellem Licht darstellen.

Untaugliche Verteidigungsstrategien

Die »Ausrutscher«-Theorie

Die Ausrutscher-Theorie lautet sinngemäß: *Ich bin normalerweise ein sehr mäßiger Alkoholtrinker. Die Trinkmenge vor meiner Trunkenheitsfahrt war eine absolute Ausnahme, ein Ausrutscher.*
Nach allem, was wir bisher über Alkohol, Alkoholwirkungen und vor allem über Alkoholgewöhnung gehört haben, ist eine solche Aussage aus dem Munde eines Zwei-Promille-Fahrers Unfug. Kein Psychologe, kein Arzt noch sonstwer, der sich (theoretisch) ein bißchen intensiver mit Alkohol befaßt hat, wird eine solche Aussage glauben. Einem solchen Glauben steht sein gesamtes Fachwissen entgegen, außerdem die Erfahrung mehrerer systematisch beobachtender Forscher- und Praktikergenerationen.

Versuchen Sie gar nicht erst, mit der zu Unrecht sehr beliebten Ausrutscher-Theorie beim Psychologen einen »guten Eindruck« zu machen. Sie kommen damit nicht durch! Der Eindruck, den Sie damit beim Psychologen hinterlassen, ist denkbar schlecht.

Die »Hab-nichts-getrunken«-Theorie

Vor meiner Trunkenheitsfahrt habe ich wirklich nicht sonderlich viel getrunken. Die hohen BAK-Werte kann ich mir nicht erklären.
Alles, was wir im vorigen Kapitel gehört haben, gilt natürlich genauso für diese Variante der Legendenbildung. Vielleicht sogar noch verschärft, denn den BAK-Wert am Tag Ihrer aktenkundigen Trunkenheitsfahrt hat der Psychologe schwarz auf weiß vor sich liegen, da gibt es nichts zu interpretieren und zu deuteln, die Sache ist klar. 2,35 Promille (z. B.) benötigen nun mal eine erhebliche Menge Alkohol.

Wenn Sie den objektiv nachgewiesenen Alkoholkonsum an einem bestimmten Tag ableugnen, kann Ihnen keiner mehr helfen.

Die »Änderung-nicht-nötig«-Theorie

Diese Theorie schließt sich oft unmittelbar an die »Ausrutscher«-Theorie an: *Auch früher habe ich nicht viel getrunken, die Trunkenheitsfahrt war ein bedauerlicher, unerklärlicher Ausrutscher. Jetzt trinke ich genauso wenig wie früher. Da alles nur ein Ausrutscher war, ist eine grundlegende Verhaltensänderung in Hinsicht auf Alkohol bei mir nicht nötig.*
Diese Aussage ist zwar logisch richtig: Wenn die Voraussetzungen stimmen würden, dann wären die Schlüsse korrekt abgeleitet. Die Voraussetzungen stimmen aber nicht, wir wissen das inzwischen. Faktisch ist der Satz also falsch.

Bei jedem Zwei-Promille-Fahrer ist eine Änderung bitter nötig. Alles andere ist gefährlicher Selbstbetrug.

Die »Radikale-Änderungs«-Theorie

Früher habe ich schon ein bißchen viel getrunken, seit dem Führerscheinentzug trinke ich aber gar nichts mehr. Mir reicht's. Kein Tropfen Alkohol kommt mir jemals mehr über meine Lippen.
Ein alkoholabstinentes Leben - das wäre z. B. mal eine Aussage, gegen die es wirklich nichts zu sagen gibt. Oder? Es gibt tatsächlich nichts dagegen zu sagen. Allerdings provozieren Sie durch eine solche Aussage einige Fragen durch den Psychologen. Fragen, deren zufriedenstellende Beantwortung Ihnen schwerfallen wird, wenn Ihre Abstinenz nicht mehr ist als Gerede oder eine kurzfristige Änderung.

Nie wieder Alkohol?

Warum, wird der Psychologe z. B. fragen, leben Sie jetzt völlig abstinent, wo doch Alkohol an sich noch nie ein Problem für Sie war (beim letzten Teil der Frage wird er sich möglicherweise ein süffisantes Lächeln nicht verkneifen können)? Warum wollen Sie sich bis in alle Zukunft nicht mal mehr ein kleines, unschuldiges Bier, ein Gläschen Wein, einen Verdauungsschnaps gönnen? Daß Ihnen Bier/Wein/Schnaps schmeckt, weiß man ja von der Trunkenheitsfahrt her. Warum also wollen Sie künftig leben wie ein trockener Alkoholiker?
Mein Rat: Setzen Sie sich solchen Fragen nicht aus. Der Psychologe treibt Sie in die Enge. Der feste Entschluß zur Abstinenz einerseits und die Behauptung, noch nie im Leben sonderlich viel getrunken zu haben, passen nicht zusammen.

Eine Abstinenz will geplant sein

Nichts gegen Abstinenz, absolut nichts - damit wir uns recht verstehen. Ganz im Gegenteil. Aber eine Abstinenz, die Rückschlüsse auf Ihre Zukunft zuläßt, die mehr sein soll als bloß ein Bückling vor der MPU, will überlegt sein. Da muß ein Plan dahinterstecken. Entweder ich nehme die Abstinenz als eine Art Übung, eine dicke Trennungslinie zwischen übermäßigem und »zivilem« Alkoholkonsum, oder ich will abstinent bleiben für alle Zeit, weil ich für alle Zeit abstinent bleiben muß. Weil ich - ja, weil ich Alkoholiker bin und mit Alkohol schließlich und endlich nicht umgehen kann.

Die »Alles-klar-kein-Problem«-Theorie

Das Aufhören, der plötzliche Verzicht auf jeglichen Alkohol ist mir ganz leicht gefallen. Ich hatte keinerlei Probleme damit - wie sie etwa ein Alkoholiker haben müßte (wie ja jeder weiß).

Eine solche Behauptung aufzustellen und dann hartnäckig zu vertreten, ist natürlich sehr verführerisch. Denn - bitteschön - welchem Verdacht setze ich mich aus, wenn ich von erheblichen Schwierigkeiten beim Aufhören erzähle? Wird man mich dann nicht für einen Alkoholiker halten?

Änderung des Alkoholkonsums

Einer solchen Überlegung liegt ein Mißverständnis zugrunde: »Schwierigkeiten beim Abgewöhnen« meint nicht dasselbe wie »Entzugserscheinungen«, also Zittern, Schweißausbrüche, Schlaflosigkeit, schlechte Laune. Das Aufhören mit dem maßlosen Trinken wird mir auch dann nicht leicht fallen, wenn ich - noch - nicht abhängig bin. Denn Gewohnheiten, schlichte Gewohnheiten sind hartnäckig. Wenn Sie sich über Jahre hinweg eingeschliffene Gewohnheiten, z. B.das späte Aufstehen als Student, plötzlich abgewöhnen (müssen) - weil Sie z. B. berufstätig sind -, dann wird Ihnen das nicht von heute auf morgen so ganz ohne Probleme gelingen.

Es wird natürlich schon gehen, weil es einfach gehen muß. Und genau davon geht der Psychologe auch aus. Wenn Sie früher ziemlich tief ins Glas geschaut haben, jetzt aber die Sache im Griff haben, dann ist auf dem Weg zwischen damals und heute einiges an Kampf passiert; dann muß einfach einiges passiert sein.

So eine tiefgehende Änderung kann man nicht so locker aus dem Ärmel schütteln, man muß dafür arbeiten - an sich und seiner Trägheit arbeiten. Und wer das getan hat, der kann darüber auch etwas erzählen, etwas Konkretes, Handfestes.

Wer früher buchstäblich »gesoffen« hat, jetzt aber ein einziges Glas Bier zum Essen trinkt oder sich ganz zur Abstinenz durchgerungen hat, der wird nicht sagen:
- Seit acht oder neun (oder auch zehn) Monaten trinke ich nichts mehr.
- Ich habe von heute auf morgen aufgehört, einfach so, weil ich es wollte.
- Das Aufhören ging sehr leicht.

Nein, so wird er nicht sprechen. Wer einen solchen Erfolg über die eigene Trägheit geschafft hat, der kann eine Menge erzählen, der will in der Regel auch eine Menge erzählen, weil er nämlich stolz ist auf sich und seine Leistung. »Die Wahrheit« nämlich, sagt ein großer, deutscher Dichter, »ist konkret«. Und sie ist bunt und lebendig und voller Details. Wer wirklich mit dem Alkoholmißbrauch Schluß gemacht hat, weil er sich Gedanken gemacht hat, der
- weiß genau, wann er aufgehört hat (nicht das Datum vielleicht, aber die Umstände),
- weiß auch, warum er aufgehört hat,
- kann von Versuchungen und Anfechtungen erzählen, vielleicht auch von Rückschlägen.

Je bunter, lebendiger und also konkreter Ihre Schilderung ist, desto glaubhafter kommt sie beim Psychologen an.

Das Vertuschen

Ist der Psychologe - werden Sie vielleicht fragen - nicht ein bißchen kleinlich, wenn er die durchaus menschliche Tendenz, um einen »guten Eindruck« bemüht zu sein, so hart straft - nämlich durch ein negatives Gutachten? Warum ist der Psychologe eigentlich so erpicht darauf, daß Sie ihm in bezug auf Ihre Vorgeschichte die volle Wahrheit erzählen? Kann er sich das denn nicht denken, daß Ihnen so etwas peinlich ist, daß Sie darüber vielleicht nicht reden wollen?

Die Wahrheit kann sehr peinlich sein

Sie haben recht mit Ihrem Einwand. Es ist nicht einfach, einem wildfremden Menschen gegenüber von eigenen Fehlern und Problemen zu erzählen, lieber möchten wir uns alle so gut als nur eben möglich darstellen. Der erfahrene MPU-Psychologe ist Ihnen auch nicht böse, daß Sie ihn anlügen. MPU-Psychologen sind abgebrüht, sie werden tagtäglich mit einer Unmenge von Halbwahrheiten überschüttet, sie nehmen diese Schummelei längst nicht mehr persönlich.

Die ganze Wahrheit sagen?

Um die moralische Seite des »die Wahrheit-Sagens« geht es aber auch gar nicht, sie ist für den Psychologen uninteressant. So wie Sie vor Gericht als Angeklagter das selbstverständliche Recht haben, zu Ihren Gunsten die Unwahrheit zu sagen (ein Privileg, das kein anderer Prozeßbeteiligter hat), so dürfen Sie auch in der MPU den Psychologen anlügen. Solange ein verständiger, erfahrener MPU-Psychologe den Eindruck hat, Sie selbst wissen ganz genau um die Wahrheit, Sie lügen lediglich ihn an, wird ihn das nicht sonderlich aufregen.

Dennoch bleibt es ein Minuspunkt für Sie, Sie tun sich nichts Gutes damit. Ein Minuspunkt deswegen, weil der Psychologe mit Ihnen nur sehr eingeschränkt ein vernünftiges Gespräch führen kann, solange Sie sich hinter bloßen Redensarten verstecken.

Sehr viel schlechter hingegen sieht es für Sie aus, wenn der Psychologe aus Ihren Äußerungen den Eindruck gewinnt, Sie glaubten das, was Sie da erzählen, Sie wären wirklich der Meinung, der Alkohol habe in Ihrem Leben, abgesehen von dem einen und einzigen Tag, keine nennenswerte Rolle gespielt. Dann müßte der Psychologe nämlich davon ausgehen, daß Sie sich selbst anlügen, daß Sie sich etwas vormachen über das wahre Ausmaß Ihrer Alkoholproblematik.

Der Verdrängungsmechanismus

Eine solche Tendenz zur Verdrängung, zum Leugnen früherer hoher Trinkmengen, zum Verharmlosen, Beschönigen, und Herunterspielen ist typisch für Menschen mit einem Alkoholproblem. Und zwar für ein aktuelles, derzeit noch nicht überwundenes Alkoholproblem. Wer noch an der Flasche hängt, will nicht sehen, daß er an der Flasche hängt, solange er sich für zu schwach hält, eine energische Umkehr einzuleiten.

Denn würde er sich eingestehen, was wirklich los ist mit ihm, müßte er ja handeln. Zum Handeln fühlt er sich aber nicht stark genug. Also versteckt er sich hinter bequemem Selbstbetrug.

Wer hingegen in puncto Alkohol mit sich im reinen ist, wer die Kraft zur tiefgehenden und dauerhaften Änderung in sich spürt, der wird sich der eigenen Vergangenheit stellen und sich eingestehen können, was bislang falsch gelaufen ist, der wird ganz genau wissen, was jetzt anders werden soll - oder schon anders geworden ist. So einfach das dem Außenstehenden erscheint, so extrem schwierig ist das für den Betroffenen.

Jetzt verstehen Sie auch, warum der MPU-Psychologe so furchtbar auf der »Wahrheit« beharrt: Es ist für ihn ein wichtiges diagnostisches Kriterium. Je problembewußter Sie sind, desto besser sind Ihre Chancen für eine dauerhafte Problemlösung.

Das Wichtigste in Kürze

Gehen Sie nicht unvorbereitet in die MPU, überschätzen Sie aber auch den Einfluß der Vorbereitung nicht. Eine schlechte oder fehlende *Vorbereitung* auf die MPU kann zu einem negativen Gutachten führen, obwohl bei Ihnen eigentlich die Voraussetzungen für ein positives Gutachten vorlägen.
Aber jede noch so gute Vorbereitung auf die MPU kann Ihnen dann nicht helfen, wenn Sie die Voraussetzungen für ein positives Gutachten nicht einmal in Ansätzen erfüllen, d. h. wenn Sie immer noch leere Phrasen dreschen.
Oder noch kürzer: Schlechte Vorbereitung kann Ihnen alles verderben. Gute Vorbereitung alleine wird Sie kaum retten, wenn sich sonst bei Ihnen nichts verändert hat.
Die *Leistungstests* im Rahmen der Fahreignungsbegutachtung sind schwierig, die Anforderungen an Sie aber auch gering. Und wenn gar nichts mehr geht, bleibt immer noch der Fahrtest.
Sie sollten vor der MPU wissen, daß Ihre *Leberwerte* in Ordnung sind. Lassen Sie also Ihre Leberwerte bereits vom Hausarzt bestimmen. Die zur Begutachtung mitgebrachten Leberwerte dürfen maximal drei Wochen alt sein.
Ihre relevanten Leberwerte - Gamma-GT, GOT, GPT sowie MCV - sollten zum Zeitpunkt der Begutachtung allesamt innerhalb des medizinischen Normbereichs liegen. Ist dies nicht der Fall, so sollten Sie entweder eine harmlose Erklärung - in Form eines ausführlichen und stichhaltig argumentierenden ärztlichen Attestes - haben oder gar nicht erst (zu diesem Zeitpunkt) zur MPU antreten.
Es gilt aber auch: Erhöhte Leberwerte sind ein Hinweis auf Alkoholmißbrauch, während normale Leberwerte aktuellen Alkoholmißbrauch keineswegs ausschließen. Erhöhte Leberwerte belasten Sie in jedem Fall, normale Leberwerte entlasten Sie nicht unbedingt.
Sie sollten sich vorher gut überlegen, was Sie zu welchem Thema bei der MPU sagen wollen. Prinzipiell sollten Sie bei der *Wahrheit* bleiben. Weichen Sie davon nur ab, wenn es unbedingt nötig ist. Ihre »Lügengeschichte« müssen Sie allerdings mindestens so gut kennen wie die Wahrheit.
Der Psychologe geht sehr gut vorbereitet in das *Untersuchungsgespräch.* Er weiß sehr viel über Sie und Ihre Vorgeschichte. Rechnen Sie mit diesem Wissen, hoffen Sie nicht auf die Schlamperei der Führerscheinstelle. Jede falsche oder unvollständige Angabe wird sich - wenn

sie als bewußtes Verschweigen oder Lüge erkannt wird - gegen Sie richten. Es ist von Vorteil für Sie, Ihre *Deliktvorgeschichte* sehr gut und sicher im Kopf zu haben. Notieren Sie daher vor der MPU alle Einzelheiten. Denn: Sie sollten die Details Ihrer Vorgeschichte mindestens so gut parat haben wie der Psychologe.
Die *Informationen aus den Akten* über Sie sind für den Psychologen sehr aufschlußreich. Er kann daraus sehr weitreichende Schlüsse ziehen. Stellen Sie sich darauf ein. Streiten Sie keine Sachverhalte ab, von denen der Psychologe weiß - nicht nur vermutet, daß sie existieren. Hinter jeder Zwei-Promille-Fahrt steckt *Alkoholmißbrauch*, hinter jedem Alkoholmißbrauch steckt System. Ein Zwei-Promille-Fahrer kann unmöglich an diesem einen Tag seines Lebens - ganz ausnahmsweise - soviel getrunken haben. Eine Autofahrt mit zwei Promille setzt intensives »Training« voraus.

Der Psychologe weiß mehr, als Sie denken.

Gehen Sie davon aus, daß der Psychologe genau weiß, daß Sie früher viel Alkohol getrunken haben. Leugnen Sie das nicht aus falscher Schamhaftigkeit ab, verharmlosen Sie es auch nicht. Stehen Sie dazu. Alles andere ist für Sie der sicherste Weg zu einem negativen Gutachten. Denn: Ihre *Alkoholvergangenheit* ist dem Psychologen im großen und ganzen bekannt. Er hält Ihnen diese Vergangenheit jedoch nicht vor, sondern sucht vielmehr nach - möglichst weitgehenden - *Veränderungen zwischen gestern und heute.* Das positive Heute soll sich vom negativen Gestern möglichst kontrastreich abheben. Dann sind Ihre Erfolgsaussichten recht gut.
Haben Sie den Mut, von Ihren Bemühungen um Änderung zu erzählen. Schildern Sie diese Anstrengungen in allen Einzeljeiten. Je lebendiger und konkreter Ihre Schilderung ist, desto glaubhafter kommt sie beim Psychologen an.
Stellen Sie auch eventuelle Rückschläge und Versuchungen dar, denn auch sie gehören zu einer echten Umkehr. Die Beschreibung von Rückschlägen und Versuchungen zeugt von *Problembewußtsein*, der Fähigkeit zur *Selbstbeobachtung*. Je problembewußter Sie sind, desto besser sind Ihre Chancen für eine dauerhafte Problemlösung. Je besser Ihre Chancen für eine dauerhafte Problemlösung sind, desto besser sind Ihre Chancen in der MPU.
Wenn das Gespräch beim Psychologen sich dem Ende zuneigt, dann sollten Sie versuchen, etwas vom Ergebnis zu erfahren. Fragen Sie einfach, ob er jetzt schon etwas Konkretes sagen kann.
Ist Ihr Fall klar, und ist Ihr Psychologe einer von der entscheidungsfreudigen Sorte, dann bekommen Sie jetzt sofort eine eindeutige

Antwort. Seien Sie allerdings nicht enttäuscht, wenn dies nicht der Fall ist, wenn Sie zu diesem Zeitpunkt noch keine brauchbare Antwort bekommen. Das mag daran liegen, daß sich der Psychologe vor einer Entscheidung drücken will, daß er Ihnen nicht direkt sagen will, daß es schlecht steht. Es kann aber auch auch heißen, und das heißt es oft, daß der Psychologe selber noch nicht genau weiß, wie er sich entscheiden wird. Es können ihm noch Informationen fehlen (z. B. die Leberwerte), er möchte vor einer Entscheidung vielleicht noch einmal seine Aufzeichnungen im Zusammenhang lesen. Wenn er keine Antwort geben will, bitten Sie ihn wenigstens um eine »Trendmeldung«. Bleibt er immer noch undurchdringlich und will sich auf gar nichts festlegen lassen, dann akzeptieren Sie das. Sie kriegen dann sowieso keine brauchbare Antwort und riskieren höchstens, daß eine Entscheidung, die auf der Kippe steht, zu ihren Ungunsten ausfällt.

Sagt der Psychologe Ihnen die Wahrheit über das Ergebnis?

Nach der MPU

Nun haben Sie endlich die medizinisch-psychologische Untersuchung hinter sich. Vielleicht haben Sie das Ergebnis noch an Ort und Stelle erfahren, vielleicht müssen Sie jetzt erst einmal geraume Zeit darauf warten. Irgendwann aber wird der Bescheid kommen - und was dann?

Die Bedeutung des Gutachtens

Im vorderen Buchteil war davon die Rede, daß nach dem Gesetz zwar die Verwaltungsbehörde und niemand sonst über die Erteilung eines Führerscheins entscheidet, daß sich in der Praxis aber - bis auf wenige Ausnahmen - die amtliche Entscheidung eng an das Gutachten anlehnt. De facto ist also in den allermeisten Fällen doch der Gutachter die entscheidende Person.

Wenn die Verwaltungsbehörde das Gutachten nicht akzeptiert

Es ist nicht sehr wahrscheinlich, aber es kann passieren, daß die Verwaltungsbehörde das von Ihnen vorgelegte Gutachten nicht akzeptiert und nach eigenem Ermessen anders entscheidet - in die eine oder andere Richtung.

Das kann mehrere Ursachen haben:

- Sie sind bei der Behörde persönlich bekannt, dort weiß man, daß Sie, entgegen allen Ausführungen des negativen Gutachtens ein zuverlässiger Mensch sind. Man wird es in diesem Fall riskieren, Ihnen trotzdem den Führerschein zu geben.
- Sie sind bei der Behörde persönlich bekannt, dort weiß man, daß Sie, entgegen allen Ausführungen des Gutachtens, ein »notorischer Trinker« waren und immer noch sind. Man wird Ihnen den Führerschein trotz eines positiven Gutachtens nicht geben wollen.
- Das Gutachten ist nach Meinung der Behörde nicht schlüssig genug, die Eignungszweifel sind damit nicht ausgeräumt. In so einem - seltenen - Fall sollten Sie eine Nachbesserung des Gutachtens verlangen, notfalls auch eine ergänzende Begutachtung.

In aller Regel aber wird es so sein, daß die Verwaltungsbehörde das Gutachten akzeptiert und nach dessen Empfehlung entscheidet.

Das positive Gutachten

Ist Ihr Gutachten positiv ausgefallen, dann ist für Sie vorerst alles in Ordnung. Die Formalitäten für den Wiedererhalt des Führerscheins haben Sie schon vor der MPU erledigt, so daß Sie jetzt nur noch mit dem übersandten Gutachten zur Verwaltungsbehörde gehen müssen, um sich dort Ihren Führerschein abzuholen. Wenn Sie Wartezeiten vermeiden wollen, dann rufen Sie vorher bei der Behörde an, informieren den Sachbearbeiter vom positiven Ergebnis. Er kann Ihnen den neuen Führerschein dann bereits ausstellen. Worauf es nun bei Ihnen ankommt, ist, daß Sie Ihren Führerschein auch behalten.

Das Gutachten mit Kurszuweisung

Was bedeutet die Kursempfehlung?

Einerseits ist der Gutachter zwar der Meinung, daß die Eignungszweifel zum jetzigen Zeitpunkt weiter bestehen, andererseits glaubt er jedoch, daß sich diese Eignungsmängel durch einen Nachschulungskurs für alkoholauffällige Kraftfahrer beheben lassen. Eine Kursempfehlung im Gutachten bedeutet für Sie zum einen, daß weitere kostbare Zeit verstreicht, bis Sie endlich Ihren Führerschein zurückerhalten, und daß durch so einen Nachschulungskurs weitere Ausgaben auf Sie zukommen, denn solche Kurse sind nicht billig.

Zum anderen aber - und auch das sollte man sehen - bedeutet eine Kurszuweisung für Sie, daß Sie Ihren Führerschein wiederbekommen. Nicht sofort, aber immerhin ohne weitere Überprüfung Ihrer Fahreignung. Die Zeit der Ungewißheit, des bangen Hoffens, ist damit für Sie vorbei.

Auch dann gehen Sie natürlich mit dem übersandten Gutachten zur Führerscheinstelle und besprechen dort den weiteren Verfahrensablauf. Vor allen Dingen stellen Sie klar, daß die Führerscheinstelle dieses Gutachten akzeptiert, daß Sie also wirklich nach Ende des Kurses Ihren Führerschein wiederbekommen. Diese Nachfrage ist aber eher eine Formalität. Nennenswerte Schwierigkeiten mit der Behörde dürfte es bei diesem fortgeschrittenen Stand der Dinge nicht mehr geben.

Hinweise für den Behördenbesuch

Noch vor Ihrem Besuch bei der Behörde rufen Sie aber bei der für Sie günstigsten Begutachtungsstelle für Fahreignung an und lassen sich dort einen Termin für einen solchen Kurs geben. Diese Reihenfolge - erst die BfF und dann das Amt - ist zweckmäßig. Denn diese Nachschulungskurse sind begehrt und die Wartezeiten entsprechend lang. Aus diesem Grund empfiehlt es sich, möglichst frühzeitig einen Fuß in die Tür - d. h. einen Termin für den Kurs - zu bekommen.

Die Nachschulungskurse

In der Bundesrepublik Deutschland werden mehrere solcher Kurse angeboten, überwiegend natürlich vom TÜV, aber auch von privater Seite. Die bekanntesten, weil häufigsten Kursangebote sind:
ALFA - Nachschulung für alkoholauffällige Fahranfänger, Träger: Gesellschaft für Ausbildung, Fortbildung und Nachschulung (AFN)
NAFA - Nachschulungskurse für alkoholauffällige Fahranfänger, Träger: Technische Überwachungsvereine (TÜV)
IRAK - Individualpsychologische Rehabilitation alkoholauffälliger Kraftfahrer, Träger: Gesellschaft für Ausbildung, Fortbildung und Nachschulung (AFN)
LEER - Kurse für alkoholauffällige Kraftfahrer, Träger: Technische Überwachungsvereine (TÜV).
Für Sie sind die Unterschiede dieser Kurse relativ unerheblich, Sie haben ein Interesse daran, schnell und billig an Ihren Führerschein zu kommen. Sie werden sich für den Kurs entscheiden, der möglichst nahe an Ihrem Wohnort stattfindet und für den Sie einen baldigen Termin bekommen.
Verwechseln Sie diese von der Begutachtungsstelle »verordneten« Nachschulungskurse nicht mit den Vorbereitungskursen, die in den Zeitungen angeboten werden (an anderer Stelle haben wir uns ausführlich damit beschäftigt).
Die in den Zeitungen inserierten privaten Beratungsangebote mögen so seriös und fachkundig sein wie auch immer, sie sind und bleiben unverbindliche Angebote, in deren Rahmen Sie etwas lernen oder nicht. Einen Einfluß auf die Entscheidung der Behörde hat Ihre Teilnahme an solchen Kursen aber nicht.

Nachschulkurse müssen amtlich anerkannt sein

Ganz anders liegen die Dinge bei den oben genannten Nachschulungskursen ALFA, NAFA, IRAK und LEER. Diese Kurse sind amtlich anerkannte Schulungsmaßnahmen. Sie mögen auch in diesen Kursen etwas lernen oder nicht (das hängt immer auch von Ihnen selber ab); der Unterschied besteht darin, daß der bloße - bescheinigte - Besuch eines solchen Kurses in den Augen der Behörde die Eignungszweifel zerstreut.

Wäre dies nicht der Fall, wäre also die Verwaltungsbehörde in Ihrem Fall der Meinung, ein solcher Kurs reiche nicht aus, Ihre Fahreignung wiederherzustellen, dann wird man es Ihnen sagen, wenn Sie das Gutachten vorlegen. Läßt Sie die Behörde jedoch in den Kurs gehen, dann heißt das für Sie auch, daß Sie nach dem Kurs - mit der Teilnahmebescheinigung in der Hand - den Führerschein wiederbekommen.

Die Anforderungen der Nachschulungskurse

Kann man beim Kurs durchfallen?

Solche Kurse dauern in der Regel vier bis sechs Wochen, wobei (meistens) einmal pro Woche eine Sitzung stattfindet. Befürchtungen, Sie könnten einen solchen Kurs wegen mangelhafter Auffassungsgabe oder wegen nachlassender Lernfähigkeit nicht schaffen, brauchen Sie dabei nicht zu haben. Am Ende eines solchen Kurses werden Sie keine Abschlußarbeit über den gelernten Stoff schreiben, es wird auch keine mündliche Prüfung - etwa in Form einer neuerlichen MPU - mehr geben. Wenn Sie einmal im Kurs sind, dann sind Sie drin, dann können Sie nur noch durch grobes Fehlverhalten Ihre Chance auf den Führerschein zunichte machen.

Was man im Kurs von Ihnen verlangt, ist letztlich die Einhaltung einiger formaler Spielregeln:

Anforderungen an die Kursteilnehmer

Regelmäßigkeit. Sie müssen regelmäßig an den Kurssitzungen teilnehmen, d. h. Sie dürfen keinen Termin versäumen. Sind Sie krankheitshalber oder aus Gründen, die Sie nicht selbst zu verantworten haben, verhindert, so müssen Sie dies durch ein Attest des Arztes (oder Arbeitgebers oder wer sonst dafür in Frage kommt) belegen. Die versäumte Kurssitzung müssen Sie dann als Gast in einem anderen Kurs nachholen.

Pünktlichkeit. Sie müssen pünktlich zu den Kurssitzungen erscheinen. Diese Bedingung sollten Sie ernst nehmen, einige Kursleiter sind hier zwar recht großzügig (weil selber nicht die Allerpünktlichsten), andere dagegen sehr pingelig. Sollten Sie aus wirklich triftigen Gründen am pünktlichen Erscheinen verhindert sein, so brauchen Sie in der Regel eine Bescheinigung (z. B. über eine Zugverspätung). Fragen Sie am besten in der ersten Kurssitzung, welche Anforderungen Ihr Kursleiter an Atteste und dergleichen stellt, was er akzeptiert und was nicht.

Mitarbeit. Sie müssen in den Kurssitzungen im Rahmen Ihrer Möglichkeiten mitarbeiten. Manche Teilnehmer mögen die gestellten Aufgaben besser erledigen als Sie, andere mögen sich an den Gesprächen lebhafter beteiligen; wichtig für den Kursleiter ist lediglich, daß bei Ihnen der gute Wille zur Mitarbeit erkennbar ist. Die bloße körperliche Anwesenheit genügt natürlich nicht.

Offenheit. Diese Kurse dienen schwerpunktmäßig nicht der Wissensvermittlung, sondern der psychologischen Aufarbeitung eines Verhaltensproblems. Das setzt ein gewisses Maß an Offenheit voraus. Man erwartet also von Ihnen, daß Sie über die angeschnittenen, oft weit in den persönlichen Bereich hineinspielenden Themen die Wahrheit sagen.

Mut zur offenen Aussprache

Erschrecken Sie jetzt nicht: Der Psychologe, der Ihren Kurs leitet, weiß natürlich, daß Offenheit schwer ist, daß es dazu erheblicher Anstrengung bedarf, daß man Offenheit vor allem nicht kommandieren kann. Niemand verlangt von Ihnen, daß Sie in Gegenwart von sieben bis elf fremden Menschen Ihre intimsten Geheimnisse ausplaudern. Aber Sie sollten sich im Kurs doch ernsthaft um Ehrlichkeit und Aufrichtigkeit bemühen. Ehrlichkeit kann im Zweifelsfall auch bedeuten, daß Sie deutlich Ihre Grenzen zeigen, wenn Ihnen die Neugier des Kursleiters oder der anderen Teilnehmer zu weit geht. Sie stellen klar, daß Sie über dieses Thema nichts weiter erzählen wollen. Eine solche klare Grenzziehung wird vom Kursleiter akzeptiert. Sie ist für die psychologische Arbeit im Kurs sehr viel fruchtbarer und besser als irgendwelche erfundenen Geschichten, die sie sich ausdenken, um Ehrlichkeit und Offenheit nur vorzutäuschen.

Vertraulichkeit. Damit in einem solchen Rahmen auch über persönliche Dinge offen gesprochen werden kann, ist Vertraulichkeit unbedingt nötig. Das heißt, man erwartet, daß Sie Informationen über andere Kursteilnehmer, die Sie im Rahmen eines solchen Kurses erhalten, nicht nach außen tragen, also ausplaudern. Zu dieser Vertraulichkeit müssen Sie sich vor Kursbeginn schriftlich verpflichten.

Pflicht zur Verschwiegenheit

Diese Pflicht zur Verschwiegenheit gilt auch für den Psychologen, der den Kurs leitet. Er ist jetzt in einer ganz anderen Rolle als seinerzeit bei der MPU. Damals hatten Sie ihn von seiner Schweigepflicht entbunden, er mußte das, was er über Sie aus Akten und Gespräch erfahren hat, an Dritte, also an die Führerscheinstelle, weitergeben. Jetzt ist er wieder ganz Psychologe, jetzt darf er das, was er von Ihnen im Kurs erfährt, nicht an Außenstehende weitergeben - vor allem aber nicht an die Führerscheinstelle.

Alkoholabstinenz am Kurstag

Die Nachschulungskurse beschäftigen sich mit dem Thema Alkohol. Eine sehr wichtige Kursregel besagt deshalb, daß Sie am Kurstag keinen Alkohol konsumieren dürfen, daß Sie auch keinen Restalkohol vom Vortag mitbringen dürfen.

Nehmen Sie bitte diese Regel sehr, sehr ernst. Die Einhaltung dieser Regel wird routinemäßig mindestens einmal im Laufe des Kurses mit Geräten zur Messung der Atem-Alkoholkonzentration überprüft. Bei entsprechendem Verdacht (sprich: »Fahne«, glasige Augen usw.) kann auch mehrmals geblasen werden. Eine Promillegrenze gibt es dabei nicht, die geringste Menge Alkohol reicht aus, Sie vom Kurs auszuschließen. Alkoholgenuß am Kurstag ist im übrigen der bei weitem häufigste Grund, warum manche Teilnehmer dann vom Kurs ausgeschlossen werden.

> Die Kurse dauern vier bis sechs Wochen, die Sitzungen finden wöchentlich statt. Eine Abschlußprüfung gibt es nicht.
> Der Kurserfolg ist garantiert, wenn Sie sich an folgende Spielregeln halten:
> Sie müssen regelmäßig teilnehmen.
> Sie müssen pünktlich erscheinen.
> Sie müssen mitarbeiten, so gut es geht.
> Sie müssen offen und ehrlich sein.
> Sie müssen die Vertraulichkeit wahren.
> Sie dürfen keinen Alkohol im Blut haben.

Offenheit während der Kurse

Wenn Sie dieser Ratgeber schon bei der MPU zur größtmöglichen Offenheit und Ehrlichkeit aufgefordert hat, so gilt dies um so mehr natürlich für den anschließenden Kurs. Prinzipiell sollten Sie in einem solchen Kurs offen und ehrlich sein, denn sonst rauscht der Kurs - für den Sie schließlich teures Geld bezahlen - sinn- und folgenlos an Ihnen vorbei. Bevor der Kurs beginnt, müssen Sie ein Merkblatt mit den Kursregeln unterschreiben. Sie bestätigen mit Ihrer Unterschrift:

- daß Sie die Regeln zur Kenntnis genommen haben,
- daß Sie bereit sind, sich an diese Regeln zu halten,
- daß Sie die Folgen akzeptieren, die eine Regelverletzung für Sie hat.

Der Passus im Kursvertrag

In diesen Kursvereinbarungen (»Kursvertrag«) ist ein Passus enthalten, in dem es heißt, daß ein Teilnehmer auch dann ausgeschlossen werden kann, wenn erst im Lauf des Kurses Tatsachen bekannt werden, die eine Fahreignung des Teilnehmers ausschließen, wenn also der Teilnehmer gar nicht erst am Kurs hätte teilnehmen dürfen, wären dem Psychologen diese Tatsachen bei der Untersuchung schon bekannt gewesen.

Eine solche eignungsausschließende Tatsache ist z. B. Alkoholismus oder derzeitiger exzessiver Alkoholkonsum. Erzählen Sie also allzu freimütig von übermäßigem Alkoholgenuß noch in jüngster Zeit, so kann Ihnen der Kursleiter die Kursbescheinigung verweigern, d. h. mit der Offenheit ist es so eine Sache, zu große Offenheit kann schwerwiegende Folgen für Sie haben.

Die einzelnen Begutachtungsstellen handhaben diese Regelung in der Praxis allerdings recht unterschiedlich. Es gibt Kursleiter, die betonen vor allem ihre Verantwortung für die allgemeine Verkehrssicherheit. Vor dem Hintergrund dieser Verantwortung ist es unvertretbar, sagen sie, einem Teilnehmer, von dem man aus den im Kurs erhaltenen Informationen weiß, daß er mit hoher Wahrscheinlichkeit wieder betrunken Auto fahren wird, den Führerschein erneut zu geben. Dieses Argument hat einiges für sich.

Wann ist der Kurs erfolgreich?

Andere Kursleiter hingegen meinen, daß ein solcher Kurs nur dann erfolgreich sein kann, wenn alle Kursteilnehmer offen und ehrlich mitarbeiten. Peinlichkeitsvorbehalte oder strategische Rücksichtnahmen dürfen das Verhalten der Teilnehmer nicht mehr beeinflussen. Lieber nimmt man es in Kauf, sagen diese Kursleiter, daß ein offensichtlich Ungeeigneter doch noch »durchrutscht« und den Führerschein wiederbekommt, als daß sämtliche Kursteilnehmer deshalb wenig für sich lernen, weil jeder bemüht ist, nur ja nicht zuviel von seiner Person preiszugeben. Man kann nicht wirklich zum Kern des Problems vorstoßen, solange man durch die Ausschlußdrohung weiterhin der »Feind« des Probanden bleibt. Auch dieses Argument ist schwer zu entkräften.

Klopfen Sie sicherheitshalber gleich zu Anfang des Kurses ab, welche Art von Kursleiter Sie vor sich haben. Klären Sie - und zwar nicht in der Pause, sondern in der Sitzung, vor allen Teilnehmern - mit dem Kursleiter ab, unter welchen Umständen er eine Teilnahmebescheinigung verweigern wird. Fangen Sie so kurz vor dem Ziel keinen Streit mehr an. Wenn Ihr Kursleiter die harte, ordnungspolitische Linie vertritt, dann nehmen Sie seine Antwort am besten kommentarlos zur Kenntnis. Handeln Sie dann entsprechend, schränken Sie Ihre Mitteilsamkeit besser etwas ein.

Offenheit ist für einen solchen Kurs wichtig, kann für Sie aber auch gefährlich werden. Klären Sie bei Kursbeginn ab, wann Ihr Kursleiter die Teilnahmebescheinigung verweigern wird, und handeln Sie dann entsprechend.

Haben Sie schließlich alle Kurstermine absolviert, so erhalten Sie eine Teilnahmebescheinigung, mit der Sie - wie mit einem positiven Gutachten - zur Führerscheinstelle gehen können, um sich dort den ersehnten Schein abzuholen.

Die Folgen einer neuerlichen Trunkenheitsfahrt

Die »Hintertür« zum Führerschein

So ein Nachschulungskurs für alkoholauffällige Kraftfahrer ist für Sie momentan die große Chance, er ist dabei das Hintertürchen zum Führerschein. Langfristig gesehen gehen Sie mit dem Kursbesuch aber auch eine große Verpflichtung ein; man wird Sie in Zukunft daran messen. Sollten Sie jemals wieder mit Alkohol am Steuer auffällig werden und - natürlich - erneut zu einer MPU müssen, dann wird man Ihnen den früheren Kursbesuch ganz entschieden vorhalten.
»Dieser Mensch«, wird man sagen, »hatte schon einmal die Chance, sein Fehlverhalten durch Kursteilnahme aufzuarbeiten, ihm sind die Folgen von Alkohol am Steuer ganz nachhaltig vor Augen geführt worden, trotzdem ist er rückfällig geworden. Ein positives Gutachten kann man nicht mehr schreiben, ein erneuter Kursbesuch wäre aber ebenfalls Unsinn, denn er hat das in ihn gesetzte Vertrauen auf seine Lernfähigkeit schon einmal enttäuscht.«
Bei einem Rückfall nach Kursbesuch haben Sie - man kann es nicht zartfühlend umschreiben - äußerst schlechte Erfolgsaussichten. Der Weg zum nächsten Führerschein wird für Sie sehr lang und sehr, sehr mühsam. Stellen Sie sich darauf jetzt schon ein.

Betrunken fahren nach einem Kurs ist in den Augen eines MPU-Gutachters die »Todsünde« schlechthin, denn dieses Verhalten zeigt sehr deutlich, wie unbelehrbar und auch abhängig vom Alkohol der Teilnehmer ist.

Das negative Gutachten

Wenn Sie diesen Ratgeber aufmerksam und mit einiger Bereitschaft zur Verhaltensänderung gelesen haben, so haben Sie damit die Wahrscheinlichkeit für sich erhöht, ein positives Gutachten oder wenigstens eine Kurszuweisung zu bekommen. Eine Garantie aber kann Ihnen natürlich niemand geben, auch mit noch so schlauen Ratschlägen nicht. Auch wenn die erwähnten Beratungsinstitute Ihnen noch so vollmundig versprechen, man würde Ihnen »zuverlässig helfen«, man gebe »Ihnen Sicherheit durch Information«. Mit einem negativen Gutachten ist leider immer zu rechnen.

Das negative Gutachten, das Sie jetzt bekommen haben, ist für Sie ärgerlich. Es wirft Sie zurück., aber es braucht Sie nicht aus der Bahn zu werfen. Auch ein negatives Gutachten bedeutet nicht das Ende aller Wege.

Wenn sich Ihr erster Zorn, Ihre erste große Enttäuschung gelegt hat, dann rufen Sie sich bitte ins Gedächtnis zurück, was wir über Ihre Rechte am Gutachten gelernt haben: Sie waren der Auftraggeber des Gutachtens, Sie hatten mit der Begutachtungsstelle für Fahreignung einen Werkvertrag abgeschlossen, Sie haben demnach jetzt auch die vollen Rechte an der erbrachten Leistung, sprich: dem über Sie erstellten MPU-Gutachten.

Sie haben das Verfügungsrecht am Gutachten

Das Gutachten ist also Ihr Eigentum, über das Sie nach Belieben verfügen können. Sie sind damit - logischerweise - auch der Eigentümer der im Gutachten enthaltenen Information. Anderslautende Hinweise können Sie getrost ignorieren.

Lesen Sie das Gutachten, das Sie sich bestimmt an die eigene Adresse haben zuschicken lassen, sorgfältig durch. Es werden vermutlich eine Menge unangenehmer Einzelheiten über Sie drinstehen - Einzelheiten, von denen Sie nicht so gerne möchten, daß sie in einer amtlichen Akte festgehalten werden. Das können Sie auch ohne größere Mühe verhindern, denn Sie wissen ja: Sie müssen ein negatives Gutachten nicht bei der Verwaltungsbehörde abgeben.

> Das Einbehalten des von Ihnen in Auftrag gegebenen und bezahlten Gutachtens ist Ihr gutes Recht. Sie dürfen deshalb durch die Verwaltungsbehörde keinerlei Nachteile erleiden.

Damit Sie sich nicht wundern: Es kann Ihnen durchaus passieren, daß Ihnen ein Beamter der Führerscheinstelle in dieser Hinsicht etwas anderes erzählt, teils aus Unkenntnis, teils aber auch, um unsichere - und deswegen leicht zu beeindruckende - Leute einzuschüchtern. Lassen Sie sich nicht verunsichern, Sie kennen Ihre Rechte.

Wie soll man auf ein negatives Gutachten reagieren?

Das negative Gutachten sollten Sie also - im Regelfall, wir kommen gleich auf die Ausnahme zu sprechen - nicht aus der Hand geben. Was aber sollten Sie statt dessen tun? Sie haben mehrere Möglichkeiten, darauf zu reagieren.

Das Gutachten nicht akzeptieren

Sind Sie der wohlbegründeten Meinung, das MPU-Gutachten würde Ihnen unrecht tun, was da drinstehe, werde Ihnen und Ihrem jetzigen Verhältnis zum Alkohol absolut nicht gerecht, dann haben Sie jetzt die Möglichkeit, sich dagegen zu wehren. Sie können
- auf dem Rechtsweg gegen die Entscheidung vorgehen,
- ein »Kontrastgutachten« beantragen oder gar
- ein »Obergutachten« erstellen lassen.

Den Rechtsweg beschreiten

Voraussetzungen für einen Rechtsstreit

In einem Rechtsstaat können Sie gegen jede Verwaltungsentscheidung Rechtsmittel einlegen, d. h. auf juristischem Weg gegen diese Entscheidung angehen. Voraussetzung für das Beschreiten des Rechtsweges ist, daß erst einmal eine Verwaltungsentscheidung getroffen werden muß. Das Gutachten selbst ist - wie wir bereits wissen - noch keine verbindliche Entscheidung, sondern lediglich eine sachverständige Empfehlung für die Behörde.
Damit die Behörde einen solchen - wie es im Sprachgebrauch der Verwaltungsjuristen heißt - »rechtsmittelfähigen Versagungsbescheid« erlassen kann, ist es notwendig, daß Sie das Gutachten bei der Behörde abgeben. Erst dann kann ein solcher Bescheid sinnvollerweise erlassen werden.
Bestehen Sie hingegen auf einer Entscheidung ohne Gutachten, dann gäbe es eine Situation wie vor dem Gutachten. Die Behörde hätte Eignungszweifel, diese Eignungszweifel wären deshalb noch nicht ausgeräumt, weil die notwendige Information, sprich: das MPU-Gutachten fehlt. Sie merken, wo der Hase im Pfeffer liegt. Geben Sie das Gutachten jetzt nicht ab, dann ist Ihr Rechtsweg völlig ohne Chancen. Geben Sie

das Gutachten hingegen ab, so liegt es - samt allen darin enthaltenen Informationen - nicht nur bei den Verwaltungs-, sondern auch bei den Gerichtsakten.

Überlegungen vor dem Beschreiten des Rechtsweges

Das Beschreiten des Rechtsweges sollten Sie sich also vorher gut überlegen. Auch deshalb, weil Ihre Chancen, auf diesem Weg wieder zu Ihrem Führerschein zu kommen, sehr schlecht sind. Bedenken Sie auch, daß ein solches Widerspruchsverfahren sehr lange dauern kann, manchmal sehr viel länger als ein sogenanntes »Kontrastgutachten«. Für Sie heißt das, daß Sie - möglicherweise - am Ende vielleicht recht bekommen, dennoch aber viel zu viel kostbare, da führerscheinlose, Zeit verloren haben.
Ich kann Ihnen also zum Rechtsweg nur dann raten, wenn das Gutachten über Sie wirklich ganz ausnehmend schlecht und nachlässig geschrieben worden ist. Und wenn ich es recht bedenke, so rate ich Ihnen auch in diesem Fall nicht dazu. Denn selbst dann wird man von Ihnen ein weiteres, qualitativ besseres Gutachten fordern.

> Das Beschreiten des Rechtsweges in einem Verfahren zur Wiedererteilung der Fahrerlaubnis hat keine großen Erfolgschancen. Die Vorgehensweise ist daher generell nicht ratsam.

Das Kontrastgutachten

Eine Alternative zum Rechtsweg ist das sogenannte »Kontrastgutachten«. Der Unterschied zwischen »Zweitgutachten« und »Kontrastgutachten« besteht darin, daß das Zweitgutachten geraume Zeit (mindestens ein halbes Jahr) nach der ersten Begutachtung erstellt wird, während das Kontrastgutachten deutlich eher abgegeben werden kann.
Wenn Sie sich also sagen, der Gutachter habe Sie nicht richtig verstanden, Sie seien mit ihm nicht recht klar gekommen, dann können Sie zu einer anderen Begutachtungsstelle gehen, um dort einen weiteren Versuch zu starten.

Zurückstellung des Antrags auf Führerschein-Wiedererteilung

Diese Möglichkeit steht Ihnen immer frei. Entscheiden Sie sich dafür, dann bitten Sie die Behörde, vorerst keine Entscheidung über Ihren Antrag zu treffen, sondern diese Entscheidung zurückzustellen, bis Sie eine weitere MPU gemacht haben. Die Verwaltungsbehörde wird dann die nötigen Unterlagen, die sie in von der Begutachtungsstelle wieder zurückbekommen hat, an die andere Begutachtungsstelle versenden.

Sie brauchen allerdings die Verwaltungsbehörde bei dieser Gelegenheit nicht davon in Kenntnis zu setzen, wie das erste Gutachten ausgefallen ist. Man kann es sich dort natürlich denken, wenn Sie eine zweite Begutachtung beantragen, mehr aber nicht. Wissen tut die Behörde zu diesem Zeitpunkt gar nichts. Die überlassenen Unterlagen wurden von der Begutachtungsstelle lediglich mit einem neutralen Begleitschreiben zurückgesandt; dieses Schreiben enthält keinen Hinweis darauf, daß Sie überhaupt bei der Untersuchung waren.

Wann empfiehlt sich ein Kontrastgutachten?

Empfehlenswert ist ein Kontrastgutachten allerdings nur unter ganz bestimmten Bedingungen: ausschließlich dann, wenn Ihnen das erste Gutachten in keiner Weise gerecht wird.

Kontrastgutachten sind nämlich eine recht heikle Sache. Auch das Kontrastgutachten wird ja - in aller Regel - von einem Technischen Überwachungsverein erstellt; Erst- und Kontrastgutachter sind also Kollegen bei demselben Verein. Das führt manchmal zu sachfremden Rücksichtnahmen.

> Die Wahrscheinlichkeit, daß ein Kontrastgutachten genauso ausfällt wie das wenige Wochen vorher erstellte Erstgutachten, ist schon aus institutspolitischen Gründen deutlich erhöht. Die Chancen für ein besseres Kontrastgutachten sind für Sie um so höher, je mehr Zeit zwischen den beiden Begutachtungen verstrichen ist. In den allermeisten Fällen ist ein Kontrastgutachten jedoch hinausgeworfenes Geld.

Das Obergutachten

Was ist ein Obergutachten?

Ein Obergutachten ist im wesentlichen nichts anderes als ein ausführlicheres Kontrastgutachten. Erstellt wird so ein Obergutachten nicht vom TÜV, sondern von einer - lachen Sie nicht! - Obergutachterstelle. Diese Obergutachterstelle befindet sich meistens an Universitäten, gekoppelt an Lehrstühle für Verkehrspsychologie. Organisatorisch sind sie zwar unabhängig vom TÜV, die Gutachter dort, die in aller Regel Professoren sind, haben die Verkehrspsychologie - und vor allem die Fahreignungsbegutachtung - allerdings auch beim TÜV an einer Begutachtungsstelle gelernt.

Wo sonst? Man kann dieses Geschäft nun einmal nur dort lernen, wo es hauptsächlich betrieben wird. Die Obergutachter kommen also »aus dem gleichen Stall« wie Ihr Erstgutachter; ihre Beurteilungskriterien sind denen beim TÜV sehr ähnlich. Die Untersuchung für ein Obergutachten ist sehr viel intensiver, zeitaufwendiger, das dann erstellte Gutachten infolgedessen viel ausführlicher, die ganze Angelegenheit folglich auch erheblich teurer. Und in etwa genauso erfolgversprechend bzw. hoffnungslos wie ein ganz normales Kontrastgutachten.

Das Gutachten akzeptieren

Das MPU-Gutachten »akzeptieren« muß keineswegs heißen, daß Sie sich das Gutachten inhaltlich voll zu eigen machen, daß Sie die Entscheidung des Gutachters für gut und angemessen halten. Das Gutachten »akzeptieren« heißt für Sie zunächst nur, daß Sie gegen das Gutachten und die darauf (fast) unvermeidlich folgende Entscheidung der Behörde nichts unternehmen wollen.

Zurückziehen des Antrags

Wenn Sie sich also - vorerst - dafür entscheiden, dann gehen Sie auch in diesem Fall zur Verwaltungsbehörde und ziehen dort - ohne weitere Begründung, so etwas ist nicht nötig - Ihren Antrag auf Wiedererteilung der Fahrerlaubnis einfach zurück. Sie ersparen sich damit einen »rechtsmittelfähigen Versagungsbescheid«, der Sie lediglich einiges an Gebühren kostet, am Endergebnis der ganzen Prozedur aber nichts ändert - Ihren Führerschein bekommen Sie in dem einen wie in dem anderen Fall vorerst nicht.

Die erneute Untersuchung

Damit kann die Angelegenheit für Sie - natürlich - noch nicht erledigt sein. Nach Ablauf einer angemessenen Frist sollten Sie vielmehr erneut einen Antrag auf Wiedererteilung der Fahrerlaubnis stellen, d. h. erneut zu einer MPU erscheinen. »Angemessene Frist«, das sollte ein Jahr sein, es kann aber auch kürzer sein. Ein halbes Jahr sollten Sie aber nicht unterschreiten; die Wahrscheinlichkeit, daß sich der neue Gutachter einfach dem Kollegen anschließt, ist sonst zu hoch (Sie erinnern sich noch an das, was wir an anderer Stelle über Rücksichtnahmen gesagt haben.).

Was ist eine »angemessene Frist«?

Bevor Sie zu einer neuen MPU erscheinen, sollten Sie sich gut darauf vorbereiten. Versuchen Sie herauszubekommen, warum es beim ersten Mal nicht geklappt hat. Einmal abgesehen vom Gutachter: Was war bei Ihnen noch nicht so, wie es sein müßte? Was fehlte noch? Seien

Sie so selbstkritisch wie nur möglich, schonen Sie sich und Ihre Eitelkeit nicht.

Auf jeden Fall sollten Sie das erste Gutachten sehr sorgfältig lesen. Wenn Sie es nach einigen Wochen, nachdem der erste große Ärger darüber einigermaßen verflogen ist, wieder hervorholen werden Sie - bei ruhiger Sicht der Dinge - möglicherweise feststellen, daß der Gutachter in manchen Dingen vielleicht doch recht hatte, daß bei Ihnen tatsächlich noch einiges änderungsbedürftig ist. Versuchen Sie das zu ändern, bevor Sie erneut antreten, Sie fallen sonst wieder rein!

Standen irgendwelche Empfehlungen im Gutachten? Daß Sie zu einer Selbsthilfegruppe gehen sollten, gar eine Alkohol-Entziehungskur machen sollen? Sie müssen solchen Ratschlägen natürlich nicht blind folgen, aber Sie sollten sie als Stellungnahme eines Fachmanns ernst nehmen und gründliche Überlegungen daran knüpfen. Sprechen Sie mit Ihrem Partner, mit Verwandten oder Bekannten.

Register

UNSER TIP

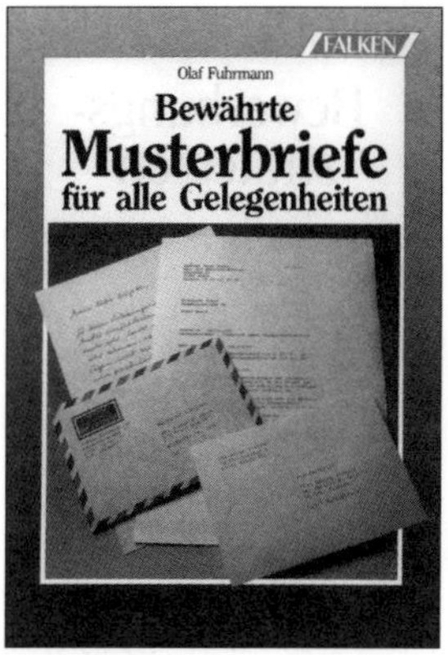

Bewährte
Musterbriefe
für alle Gelegenheiten
(**0231**-9) Hrsg. von O. Fuhrmann,
240 S., kartoniert.
DM 16,90, öS 139,–, sFr 17,90

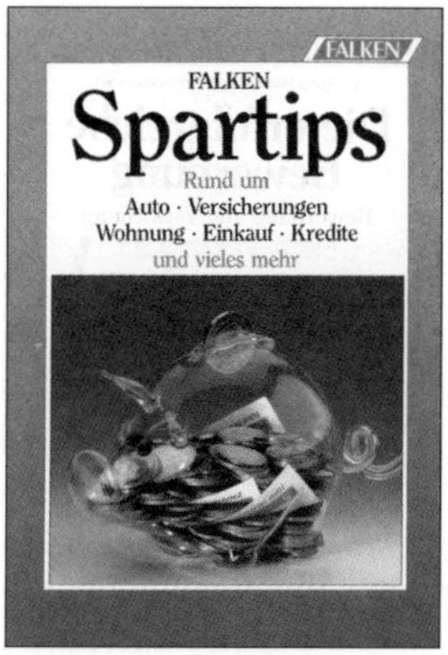

Spartips
Rund um: Auto, Versicherungen, Wohnung, Einkauf, Kredite und vieles mehr
(**1402**-3) Von Hugo Grote,
Jost Hemming, Irina Lueders u.a.,
144 S., kartoniert.
DM 16,90, öS 139,–, sFr 17,90

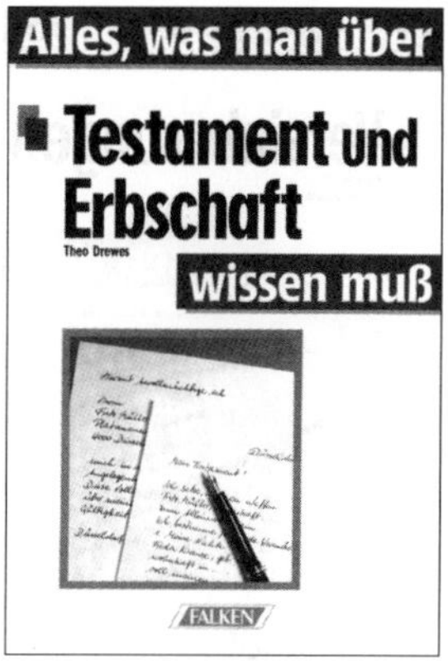

Alles, was man über Testament und Erbschaft wissen muß
(**0939**-9) Von T. Drewes, 136 S.,
9 s/w-Zeichnungen, kartoniert.
DM 19,90, öS 139,–, sFr 19,90

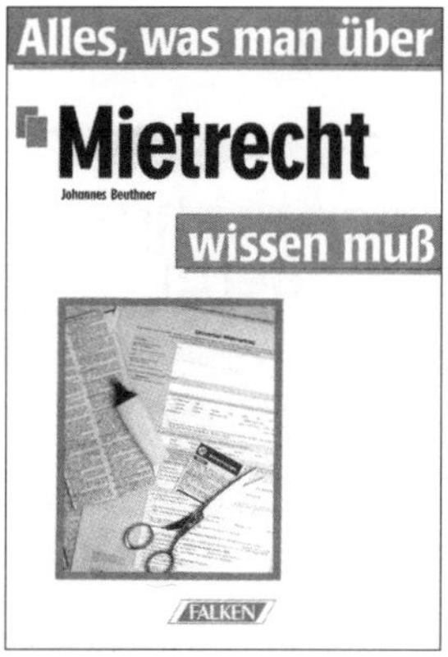

Alles, was man über Mietrecht wissen muß
(**0479**-6) Von J. Beuthner,
196 S., kartoniert.
DM 19,90, öS 159,–

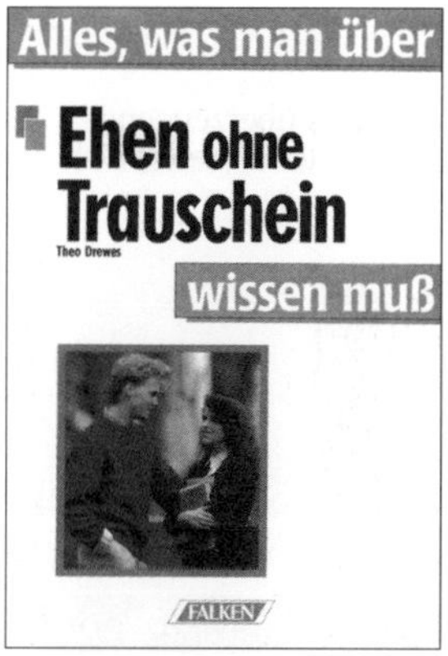

Alles, was man über Ehen ohne Trauschein wissen muß
(**1071**-0) Von T. Drewes, 104 S.,
8 s/w-Zeichnungen, kartoniert.
DM 19,90, öS 119,–

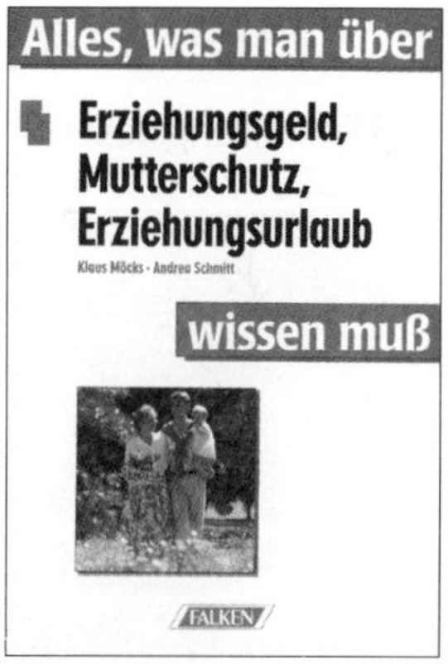

Alles, was man über Erziehungsgeld, Mutterschutz, Erziehungsurlaub wissen muß
(**0835**-X) Von J. Grönert,
128 S., kartoniert.
DM 19,90, öS 159,–, sFr 19,90

FALKEN

Der Spezialist für nützliche Bücher

Falls durch besondere Umstände Preisänderungen notwendig werden, erfolgt Auftragserledigung zu dem bei der Lieferung gültigen Preis.